Lötsch, Russold, Ludvik

Ernährung bei Adipositas-Operationen

Magenbypass – Omega-Loop-Bypass – Schlauchmagen

maudrich.gesund essen

Birgit Lötsch, Eva Russold, Bernhard Ludvik

Ernährung bei Adipositas-Operationen

Magenbypass – Omega-Loop-Bypass – Schlauchmagen

maudrich

3. Auflage 2022

Facultas Verlags- und Buchhandels AG, Wien, Österreich

Bildnachweis:
S. 6: pixabay.com
S. 7: Melanie Bahlke (privat)
S. 13, 14, 15: Florian Spielauer
S. 11, 12, 18, 19, 21, 24, 27, 29, 30, 40, 41, 42, 43, 46, 50, 52, 53, 54, 58, 61, 68: stock.adobe.com
S. 62, 63, 72, 82, 86, 90, 104, 110, 120, 126, 130, 138: Victoria Posch und Esther Karner
S. 96: Adam Wagner

Satz: Florian Spielauer, Wien
Umschlagbild: Victoria Posch und Esther Karner, Wien
Covergestaltung: Facultas nach einem Entwurf von José Coll, studiob.a.c.k.
Druck: Ferdinand Berger & Söhne, Horn
Printed in Austria
ISBN 978-3-99002-129-3
E-ISBN 978-3-99111-353-9

INHALTSVERZEICHNIS

DANKSAGUNG

Betroffene auf ihrem Weg zum Wohlfühlgewicht kompetent zu begleiten, erfordert ein gut aufgestelltes interdisziplinäres Team. Wir wollen uns daher auf diesem Weg bei allen Menschen bedanken, die dies durch ihre fachlichen und sozialen Kompetenzen ermöglicht haben. Wir danken dem chirurgischen Team, dem Team der Internist:innen, allen guten Seelen, die uns täglich bei unserer Arbeit unterstützen, und dem gesamten Team der Diätologie.

„Reden bringt die Leute zusammen" – dieses alte Sprichwort beschreibt die Wichtigkeit der Kommunikation zwischen medizinischen Fachkräften und Betroffenen besonders gut. Viel Wissen und wertvolle Erfahrungen verdanken wir natürlich auch unseren Patient:innen – danke an jede und jeden einzelnen von ihnen!

Das dritte Dankeschön gilt unserer Praktikantin Melissa Millonig, angehende Diätologin, die uns bei der Nährwertberechnung der Rezepte und mit Recherchearbeit tatkräftig unterstützt hat.

Die Autorinnen und der Autor

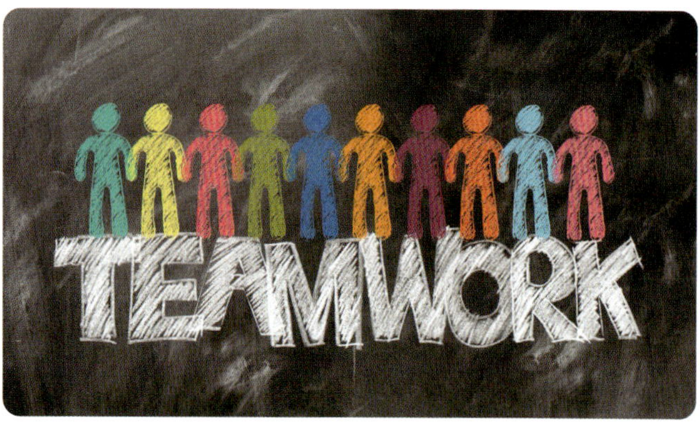

GELEITWORT

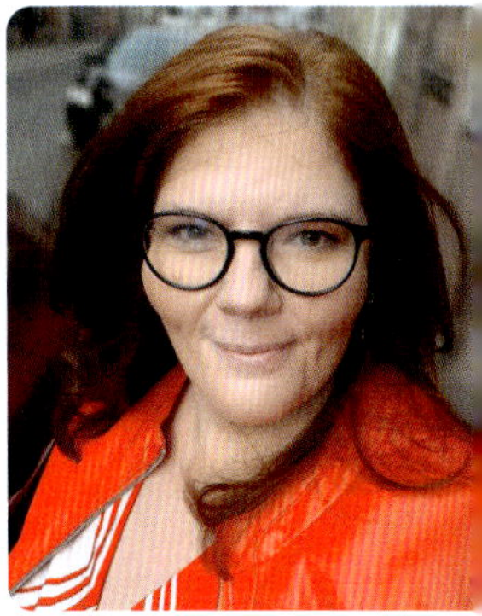

Wir leiden an einer Erkrankung, für die wir als Betroffene oft selbst verantwortlich gemacht und stigmatisiert werden. „Iss weniger und beweg dich mehr" – ein Satz, den jede und jeder, der mehr Gewicht durchs Leben trägt, schon sehr oft gehört hat.

In der Regel haben wir eine lange „Diätkarriere" hinter uns und Verhaltensmuster erworben, die uns natürlich prägen. Was aber bleibt: Wir müssen essen, denn das muss jeder Mensch!

Essen ist nichts, wofür man sich schämen sollte oder wovor man Angst haben muss. Nach einer Magen-Operation sollte man die Chance nutzen, das eigene Ernährungsverhalten neu zu denken und Nahrungsmittel und die Vielfalt an Kombinationsmöglichkeiten neu zu entdecken. Dabei hilft uns dieses Buch sehr.

Es ist ein Nachschlagewerk für Betroffene und Angehörige, für Menschen, die überlegen, ob eine Magenoperation der richtige Behandlungsweg für sie ist, für diejenigen, die sich gut auf die Operation vorbereiten wollen oder bereits operiert wurden.

Für viele klingt die Operation wie eine einfache und schnelle Lösung, es sind jedoch viele Informationen notwendig: Vor allem, wie man mit der neuen Situation und der Behandlung ein Leben lang umgeht und die eigene Lebensqualität verbessert.

Denn auch als Adipositas-Patient:in kann das Leben lebenswert und lecker sein, wie ihr an den vielen Rezepten sehen werdet. Kurz gesagt ist dieses Buch ein kleiner Schatz an wertvollen Informationen. Es beinhaltet Tipps und Tricks und erklärt, ohne dabei zu belehren.

Wir haben nur diesen einen Körper und unsere Aufgabe ist ein achtsamer Umgang mit ihm. Die Operation heilt die Erkrankung Adipositas nicht, aber sie gibt uns die Chance, besser und länger zu leben.

Lasst uns diese Chance auf mehr Lebensqualität nutzen, im Kontakt mit unserem Team von Fachleuten und gerne auch der Selbsthilfegruppe.

Willkommen in der Welt der Adipositaschirurgie-Patient:innen!

Melanie Bahlke
Vorsitzende
Adipositaschirurgie-Selbsthilfe Deutschland e.V.
www.acsdev.de

VORWORT

Die Entscheidung für eine Adipositas-Operation bedeutet eine lebenslange einschneidende Veränderung von Ernährungsverhalten und Lebensgewohnheiten. Sie muss daher sorgfältig getroffen werden. Die Operation ist eine Hilfestellung bei der Gewichtsabnahme. Der wichtigste Faktor für eine nachhaltige Gewichtsabnahme ist jedoch nicht die Operation allein, das sind Sie!

Die Bereitschaft zu einem veränderten Ess- und Trinkverhalten und die Teilnahme an lebenslangen Nachsorgeuntersuchungen sind wesentliche Voraussetzungen für den Erfolg einer Operation. Konkrete Empfehlungen hinsichtlich Ernährung sowie Vitamin- und Mineralstoffeinnahme helfen, mit der neuen Situation umzugehen und die Veränderungen zu verinnerlichen. Eine ausgewogene Ernährung, ergänzt durch lebenslang notwendige Vitamin- und Mineralstoffpräparate, soll für Sie selbstverständlich sein, allerdings mit dem Ziel eines Lebens ohne Diät und Verbote!

Unser Buch soll Sie schon vor der Operation, aber besonders ab der Operation auf Ihrem Weg begleiten und unterstützen. Die Empfehlungen – vor allem hinsichtlich der Vorbereitung auf eine Operation und der Ernährung in den ersten Wochen danach – variieren von Land zu Land und von Chirurg:in zu Chirurg:in. Unser Kostaufbau wird in dieser Form seit mehreren Jahren in den größten Adipositas-Zentren in Österreich erfolgreich angewendet. Dieser Ratgeber spiegelt unsere jahrelange Erfahrung wider. Zudem sind unsere Empfehlungen wissenschaftlich abgesichert und eignen sich daher als Leitfaden, Nachschlagewerk und Rezeptbuch zugleich.

Essen und Trinken soll auch nach einer Adipositas-Operation ein genussvolles Erlebnis sein. Im Rezeptteil finden Sie deshalb raffinierte Rezepte, die leicht nachzukochen sind. Einige dieser Ideen stammen von unseren Patient:innen – für Sie zusammengetragen und verschriftlicht.

Wir wünschen Ihnen viel Freude beim Lesen und Nachkochen, vor allem aber genussvolle Momente.

Die Autorinnen und der Autor

ZEITLICHER ABLAUF VOR UND NACH DER OPERATION

Vorbereitung auf die Operation

- Internistisches, diätologisches und psychologisches Gutachten
- Verbesserung des Ernährungswissens, Kautraining und Veränderung des Ess- und Trinkverhaltens in den Monaten vor der Operation
- Gewichtsabnahme von 5–10 % des Gewichts vor der Operation

Operation

5 Wochen Kostaufbau

- 3 Wochen breiig-weiche Kost
- 2 Wochen Übergangskost

Langzeiternährung

Zeit der Gewichtsabnahme 1–1,5 Jahre nach der Operation

Wohlfühlgewicht erreichen und halten

Kinderwunsch und Schwangerschaft ab 1,5 Jahre nach der Operation

Mögliche kurzfristige Beschwerden

- Übelkeit/Erbrechen
- Verstopfung
- Blähungen/Durchfall
- Müdigkeit/Schwäche

Mögliche langfristige Beschwerden

- Haarausfall
- Gestörte Verdauung
- Gallensteine
- Dumping-Syndrom
- Sodbrennen/Reflux/ Geschwüre in Magen oder Dünndarm

Beginn der Vitamin- und Mineralstoffeinnahme spätestens 1 Woche nach der Operation

Beginn der Eiweißeinnahme spätestens 1 Woche nach der Operation

Vermeidung von Mangelerscheinungen

Anpassung der Vitamin- und Mineralstoffpräparate während Schwangerschaft und Stillzeit

Wann kommt bei mir eine Adipositas-Operation infrage?

Adipositas (Fettleibigkeit) ist eine chronische, behandelbare Erkrankung und wird durch eine Vielzahl von Faktoren (Lebensstil, hormonell, genetisch, umweltbedingt) verursacht. Vor allem die Adipositas permagna (Body-Mass-Index über 40 kg/m²) führt nicht nur bei vielen Betroffenen zu einer großen psychischen Belastung, sondern kann durch Begleiterkrankungen erhebliche gesundheitliche Probleme hervorrufen. Zu diesen Erkrankungen zählen Diabetes mellitus, Bluthochdruck, Fettstoffwechselstörungen und Schäden an Stütz- und Bewegungsapparat. Die Folgen sind ein erhöhtes Risiko für Herzinfarkt und Schlaganfall bzw. Schmerzen und Einschränkungen in der Beweglichkeit. Leider kann vor allem bei extrem Übergewichtigen durch Diät und vermehrte körperliche Aktivität keine dauerhafte Gewichtsverminderung erzielt werden. Somit stellt die Adipositas-Chirurgie eine gute und oft die einzige Alternative dar.

Voraussetzungen für eine Adipositas-Operation sind ein Body-Mass-Index von über 40 kg/m² bzw. über 35 kg/m², wenn zugleich Risikofaktoren wie z. B. Diabetes mellitus oder Bluthochdruck vorliegen. Gerade bei Diabetes mellitus kann es durch eine Adipositas-Operation zu einem (zeitweisen) Verschwinden der Erkrankung kommen. Wichtig ist die Bereitschaft zu lebenslanger Betreuung, um Fehlernährung und Mangelzuständen vorzubeugen. Alter und das Vorliegen von gewissen Erkrankungen, wie z. B. psychischen Störungen, können Ausschlussgründe für eine Operation sein. Die Betroffenen müssen sich auch darüber im Klaren sein, dass es nach einem großen Gewichtsverlust zu störenden Falten und Fettschürzen kommen kann, welche dann mittels plastischer Operationen korrigiert werden müssen.

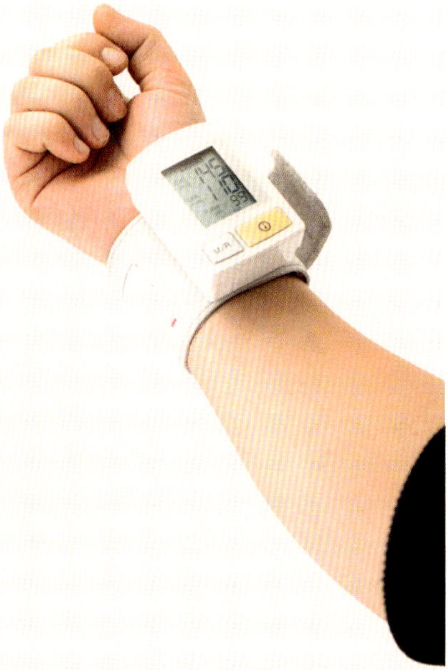

Untersuchungen vor der Operation

Vor der Operation müssen eventuelle Begleiterkrankungen wie Diabetes mellitus oder Bluthochdruck gut eingestellt werden, um Komplikationen bei der Operation zu verhindern. Zudem muss sichergestellt sein, dass keine hormonelle Erkrankung (z. B. Schilddrüsenunterfunktion oder die Überproduktion von Cortisol, eines Nebennierenrindenhormons) für die Adipositas verantwortlich ist. Eine Operation kann erst nach Erstellung eines Gutachtens durch Internist:in bzw. Endokrinolog:in (Hormonspezialist:in) erfolgen. Zudem sind ein psychologisches und ein diätologisches Gutachten notwendig, um die Betroffenen vor der Operation gegebenenfalls zu behandeln oder während der Gewichtsverminderung zu begleiten.

Operationsmethoden

Die Wahl der geeigneten Operationsmethode wird mit Patient:in und betreuenden Ärzt:innen (Chirurg:in, Internist:in/Endokrinolog:in) gemeinsam getroffen. In diesem Buch behandeln wir die gängigsten Operationsmethoden, das sind zurzeit **Schlauchmagen-Operation** (Sleeve-Gastrektomie) und **Magenbypass-Operationen** (Y-Roux-Gastric-Bypass und Omega-Loop-Magenbypass). Nachfolgend ein Überblick über die Operationsverfahren und ihre Vor- und Nachteile.

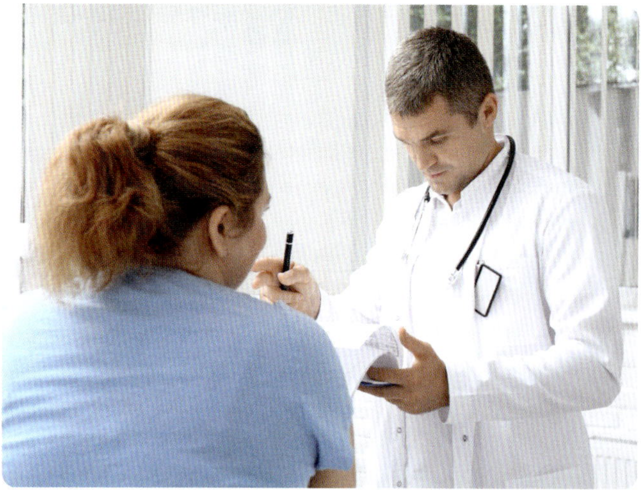

Sleeve-Gastrektomie (Schlauchmagen)

Schlauchmagen

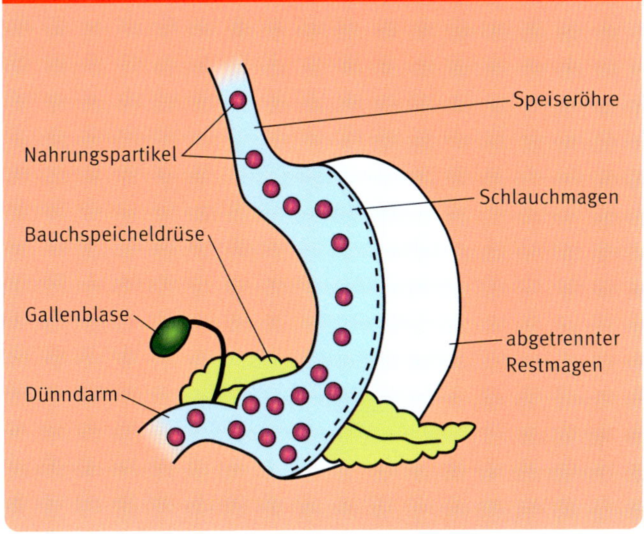

Ein Teil des Magens wird bei dieser Operation entfernt, sodass es zu einer effektiven Magenverkleinerung kommt und man weniger Nahrung zu sich nehmen kann. Zusätzlich kommt es zu einer verminderten Produktion des Hungerhormons Ghrelin, was einen möglichen zusätzlichen Wirkmechanismus dieser Operation darstellt. In der frühen Phase nach der Operation nehmen die Patient:innen ca. 70 % des Übergewichts ab. 10 Jahre später minimiert sich diese Zahl auf durchschnittlich 50 % +/– 22 % des Übergewichts.

Vorteil: erprobte Operationsmethode, die Anatomie des oberen Verdauungstrakts bleibt erhalten, alle Magen- und Darmanteile sind auch nach der Operation gut einsehbar und untersuchbar (z.B. Gastroskopie), weniger schwerwiegende Mangelerscheinungen bei unzureichender Supplementierung (Eiweiß, Vitamine, Mineralstoffe).

Nachteil: Gewichtszunahme durch Ausdehnen des Magenschlauchs möglich (20–30 % nach sechs Jahren), Refluxbeschwerden (Sodbrennen, Entzündung der Speiseröhre) bei bis zu 57 % der Fälle.

Y-Roux-Gastric-Bypass („klassischer Magenbypass“)

Magenbypass

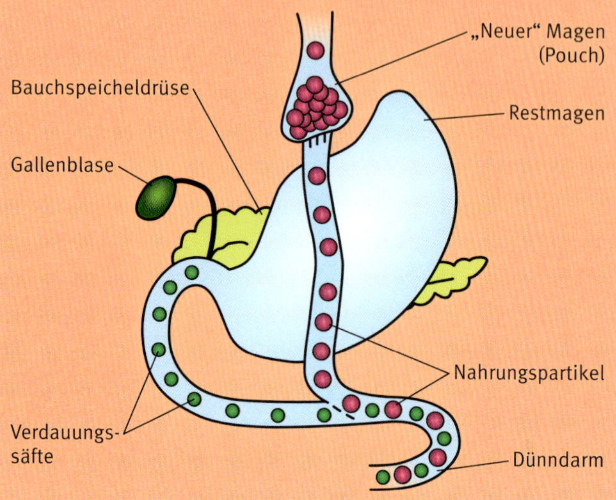

Dabei wird der Magen in einen kleinen oberen Vormagen („Pouch“) und einen abgetrennten Restmagen unterteilt. Dieser Pouch wird mit einer 100–150 cm langen Dünndarmschlinge („alimentärer Schenkel“) verbunden. Der galleführende Dünndarm wird dann mit einer zweiten Verbindung („Fußpunktanastomose“) eingeleitet.

Eine Verkleinerung des Magens (kleine Essensmengen) und eine veränderte Ausschüttung von Darmhormonen stellen die Hauptwirkmechanismen dieser Operation dar. In der frühen Phase nach der Operation nehmen die Patient:innen ca. 60–75 % des Übergewichts ab. 10 Jahre später minimiert sich diese Zahl auf durchschnittlich 56 % des Übergewichts.

Vorteil: erprobte Operationsmethode, auch bei Essstörungen gute Ergebnisse, gute Erfahrungswerte bei Diabetes mellitus Typ II.

Nachteil: Gewichtszunahme durch Ausdehnen des Magenausgangs möglich, Hypoglykämien (Unterzuckerungen), bei bis zu 5 % der Fälle innere Hernien (Brüche), hohes Risiko für Mangelerscheinungen bei unzureichender Supplementierung (Eiweiß, Vitamine, Mineralstoffe).

Omega-Loop-Gastric-Bypass

Omega-Loop-Gastric-Bypass

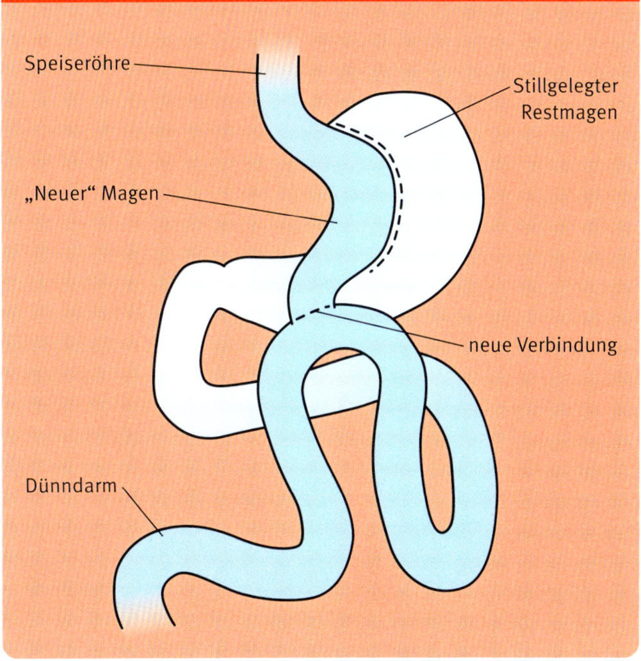

Im Gegensatz zum Y-Roux-Gastric-Bypass wird nur eine Verbindung zwischen Magen und Dünndarm angelegt. Der ausgeschaltete Dünndarm misst 150–200 cm; dadurch ist diese Operation hinsichtlich des Gewichtsverlustes dem Y-Roux-Gastric-Bypass zumindest ebenbürtig. In der frühen Phase nach der Operation nehmen die Patient:innen ca. 71 % des Übergewichts ab. 10-Jahres-Daten liegen bei dieser Operationsmethode noch nicht vor.

Vorteil: weniger Operationskomplikationen als bei Y-Roux-Gastric-Bypass, keine Darmabschnitte ohne Gallebeimengung, niedrigere Hypoglykämierate, geringere Wahrscheinlichkeit innerer Hernien (Brüche).

Nachteil: Gallerückfluss in den Magen bei 1–3 % der Patient:innen, Langzeitfolgen eines Gallerückflusses unklar, hohes Risiko für Mangelerscheinungen bei unzureichender Supplementierung (Eiweiß, Vitamine, Mineralstoffe).

Ärztliche und diätologische[1] Nachsorge

Als eine der Voraussetzungen für die Bewilligung einer Adipositas-Operation gilt die Bereitschaft, ein Leben lang an Nachsorgeuntersuchungen teilzunehmen. Diese Untersuchungen sind wichtig, um Mangelerscheinungen zu vermeiden bzw. zu behandeln. Probleme, die auftreten, können dabei besprochen werden: Vitamin- und Nährstoffpräparate (und gegebenenfalls weitere Nahrungsergänzungsmittel) müssen lebenslang eingenommen und bei der Nachsorge an das Blutbild angepasst werden.

Zusätzlich kann man eine erneute Gewichtszunahme rechtzeitig erkennen und mit Unterstützung wieder in den Griff bekommen. Unterzuckerungen und „Dumpings" nach dem Essen – vor allem nach dem Genuss zuckerreicher Speisen – sind sehr belastend für die Betroffenen. Sie können durch richtige Ernährung aber zumeist vermieden werden.

Auch wenn es Ihnen ausgezeichnet geht, gehen Sie zu Ihrem Nachsorgetermin. Regelmäßige ärztliche und diätologische Kontrollen sind unbedingt erforderlich, um mitunter lebensbedrohliche Mangelerkrankungen zu vermeiden.

Empfohlene Nachsorgeuntersuchungen

<table>
<tr><td>4–5 Wochen
nach der Operation</td><td>Diätologische Kontrolle zur Besprechung des Ess- und Trinkverhaltens sowie BIA (bioelektrische Impedanzanalyse), um mögliche Mängel frühzeitig zu erkennen</td></tr>
<tr><td rowspan="2">• 3, 6, 12, 18 und 24 Monate nach der Operation
• 2. und 3. Jahr nach der Operation: halbjährliche diätologische Kontrollen, danach jährliche Kontrollen
• ab dem 2. Jahr: jährliche internistische Kontrollen – ein Leben lang!</td><td>Diätologische Kontrolle (Besprechung des Ess- und Trinkverhaltens, Sicherstellung einer bedarfsgerechten Versorgung mit Eiweiß, Vitaminen und Mineralstoffen, ggf. BIA) und ab dem 6. Monat nach der Operation internistische Kontrollen (medizinische Abklärung und Anpassung der Medikamentendosierung, die häufig durch den oft großen Gewichtsverlust nötig wird)</td></tr>
<tr><td>Chirurgische Kontrolle bei Bedarf</td></tr>
</table>

1 In Österreich sind Diätolog:innen die einzigen Ernährungsfachkräfte, die gesetzlich befugt sind, sowohl gesunde als auch kranke (z. B. adipöse) Menschen ernährungstherapeutisch zu betreuen. In Deutschland obliegt dies den Diätassistent:innen und Oecotropholog:innen und in der Schweiz den Ernährungsberater:innen FH (BSc).

WIE KANN ICH MICH AUF DIE OPERATION VORBEREITEN?

Die Entscheidung zu einer Operation bringt viele Veränderungen mit sich. Jetzt ist der richtige Zeitpunkt, Ihre eigenen Ernährungsgewohnheiten genau unter die Lupe zu nehmen. Je mehr Ernährungsempfehlungen Sie bereits vor der Operation umsetzen können, umso leichter wird Ihnen die Veränderung nach der Operation fallen.

Die Veränderung bereits vor der Operation beginnen und damit den Erfolg nach der Operation sichern!

Diätologisches Gutachten

Für die Bewilligung der Operation muss ein **diätologisches Gutachten** erstellt werden. Dieses muss folgende Punkte aus Ihrem Leben erfassen:

1. Größe, Gewicht, Body-Mass-Index, Erkrankungen
2. Auflistung Ihrer Diäten und Abnehmversuche
3. Ihr Essverhalten

Da eine Adipositas-Operation die letzte Möglichkeit für eine nachhaltige Gewichtsabnahme sein soll, wird in dem Gutachten festgehalten, welche Abnehmstrategien Sie schon aus eigener Kraft versucht haben. Eine genaue Beschreibung des Essverhaltens hilft dem Adipositasteam, die passende Operationsmethode auszuwählen.

Ein diätologisches Gutachten soll nur von Ernährungsfachkräften durchgeführt werden, die auf diesem Gebiet erfahren sind.

Darüber hinaus erhalten Sie eine Aufklärung über die operationsbedingten Veränderungen im Verdauungstrakt und die damit verbundenen Ess- und Trinkregeln. Diese Beratung soll Sie dabei unterstützen, sich für eine Operation und die entsprechenden Veränderungen zu entscheiden.

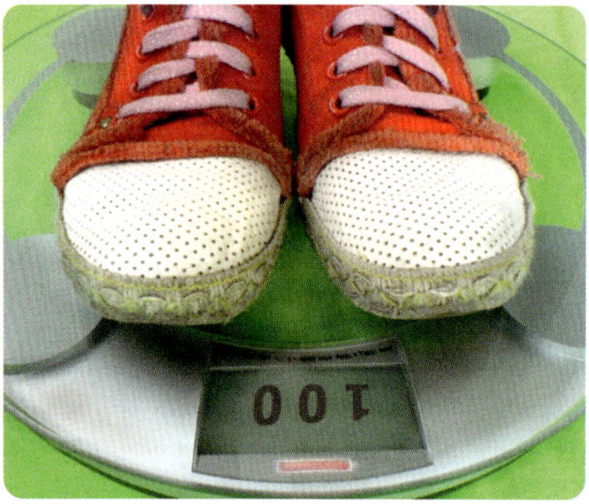

Welche Veränderungen im Essalltag sind notwendig?

Beginnen Sie die Gewichtsabnahme bereits vor der Operation

Studien konnten aufzeigen, dass eine Gewichtsabnahme von 5–10 % des Übergewichts bereits vor der Operation zu einem kürzeren Krankenhausaufenthalt, weniger Komplikationen und einer schnelleren Gewichtsabnahme nach der Operation führt.

Verbessern Sie Ihr Ernährungswissen vor der Operation

Bestimmte „Essmuster" können nach der Operation zu Problemen führen – wie z. B. Erbrechen, Durchfall, unzureichender Gewichtsabnahme sowie erneuter Gewichtszunahme.

Finden Sie heraus, welcher Esstyp Sie sind

Wenn Sie eine oder mehrere der folgenden Fragen mit „ja" beantworten, kann dies auf ein Essmuster hindeuten.

1. Snacken Sie, während Sie anderen Tätigkeiten wie Fernsehen, Arbeiten am PC oder Lesen nachgehen?
2. Essen Sie in der Nacht?
3. Essen Sie mehr, wenn Sie traurig oder gestresst sind?
4. Konsumieren Sie häufig Süßigkeiten und/oder Limonaden?
5. Essen Sie bis zu einem unangenehmen Völlegefühl?
6. Essen Sie häufig größere Portionen als andere Personen in Ihrem Umfeld?
7. Essen Sie schnell?

Falls Sie zu den Menschen gehören, die z. B. häufig Süßigkeiten zu sich nehmen oder besonders viel essen, wenn sie gestresst sind, ist jetzt die richtige Zeit, diese dick machenden Gewohnheiten bereits vor der Operation zu erkennen und zu verändern.

Die folgenden Ess- und Trinkempfehlungen können dabei helfen.

Die wichtigsten Empfehlungen vor der Operation im Überblick

- Essen Sie mindestens 3 Mahlzeiten pro Tag.
- Versuchen Sie, täglich Gemüse und Obst zu essen.
- Vermeiden Sie ab sofort zuckerhaltige Getränke – trinken Sie zwischen den Mahlzeiten.
- Lassen Sie sich Zeit beim Essen und kauen Sie gut.
- Vermeiden Sie Ablenkungen und konzentrieren Sie sich auf das Essen.
- Stellen Sie Ihre Mahlzeiten nach dem Prinzip der Langzeiternährung ab Seite 91 zusammen.

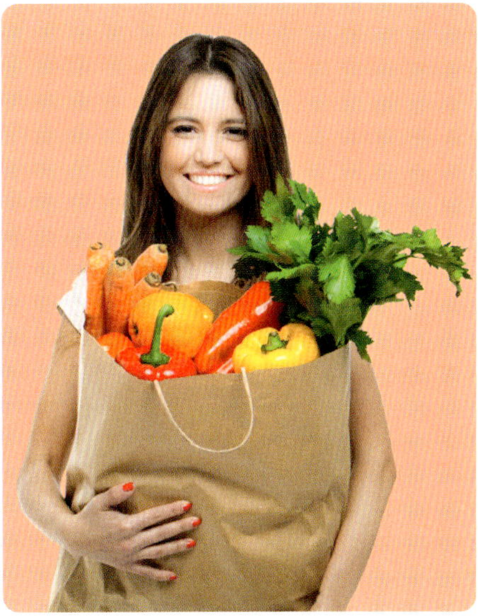

Gewichtsabnahme von 5–10 % des Gewichts in den letzten Wochen vor der Operation

In den letzten Wochen vor der Operation kann von dem Chirurgen/der Chirurgin eine zusätzliche Gewichtsabnahme gewünscht werden. Diese rasche Gewichtsabnahme hat eine Abnahme des Volumens und des Fettgehalts der Leber zum Ziel und sollte sechs bis mindestens zwei Wochen vor der geplanten Operation erfolgen. Diese Maßnahme ist nicht bei jedem notwendig. Besonders sinnvoll ist dieses „Fasten" für Betroffene mit erhöhten Leberwerten, für Typ-II-Diabetiker:innen und Menschen mit sehr hohem BMI von 50 oder mehr. Am schnellsten und sichersten erfolgt dieses Fasten mit hochwertigen Eiweiß-Shakes. Die Zufuhr von Fett und Kohlenhydraten wird damit auf ein Minimum beschränkt.

Leberfasten vor einer Operation soll nur nach ärztlicher Anordnung und unter genauer diätologischer Anleitung erfolgen. Bei falscher Durchführung besteht die Gefahr einer Mangelernährung, welche die Wundheilung nach der Operation verschlechtern könnte. Nicht geeignet ist diese Art von Fasten für Betroffene mit stark eingeschränkter Nierenfunktion.

ESSEN UND TRINKEN DIREKT NACH DER OPERATION

Sie wurden am Magen und bei Magenbypass auch am Dünndarm operiert. Um den Heilungsprozess nicht zu behindern, ist ein stufenweises Aufbauen der Nahrung erforderlich.

Kostaufbau

Es wird nun Schritt für Schritt die Lebensmittelauswahl und die Zusammensetzung der Speisen angepasst. Der empfohlene Kostaufbau variiert leicht von Krankenhaus zu Krankenhaus. Grundsätzlich sollte sich der Kostaufbau nicht zu lange hinziehen, da sonst das Kautraining verloren geht und die Gefahr einer Mangelernährung größer ist.

Das Hungergefühl ist nach der Operation aufgrund mehrerer Faktoren stark reduziert. Es ist daher umso wichtiger, regelmäßige Mahlzeiten einzuhalten und sich eventuell einen Wecker zu stellen, wenn es wieder an der Zeit ist, zu essen oder zu trinken.

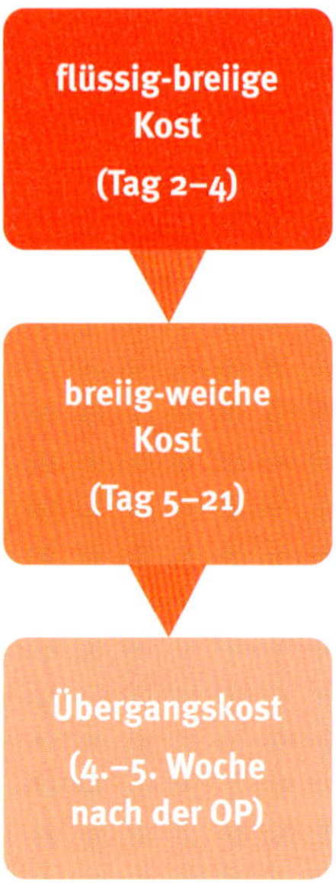

flüssig-breiige Kost (Tag 2–4)
breiig-weiche Kost (Tag 5–21)
Übergangskost (4.–5. Woche nach der OP)

Ablauf des Kostaufbaus

Die flüssig-breiige Kost erhalten Sie bereits im Krankenhaus. Nach der Entlassung können Sie für gewöhnlich bereits mit breiig-weicher Kost beginnen.

Basisempfehlungen nach der Operation

- **Regelmäßige Mahlzeiten**
  - Essen Sie im Kostaufbau bestenfalls 5–6 kleine Portionen pro Tag
  - Planen Sie Mahlzeiten in regelmäßigen Abständen ein
  - Es muss nicht alles frisch gekocht sein: Frieren Sie kleine Portionen ein oder essen Sie am Abend die zweite Portion vom Mittagessen
- **Langsam essen und gut kauen**
  - Überprüfen Sie mit der Zunge, ob Sie gut gekaut haben und alles breiig ist, bevor Sie den Bissen schlucken

  - Warten Sie anfangs ca. 30 Sekunden bis zum nächsten Bissen
  - Planen Sie 20–30 Minuten für eine Mahlzeit ein
  - Hören Sie sofort auf zu essen, sobald Sie einen leichten Druck verspüren
- **Trinken zwischen den Mahlzeiten (1,5–2 l täglich)**
  - Empfohlene Ess-Trink-Pause: 20–30 Minuten
  - Stellen Sie keine Gläser auf den Esstisch
  - Mit einem Strohhalm fällt das Trinken anfangs oft leichter
- **Vermeiden Sie Ablenkungen** und konzentrieren Sie sich auf das Essen
- **Entfernen Sie störende Faktoren** vom Esstisch
- **Verwenden Sie kleine Teller** und kleines Besteck

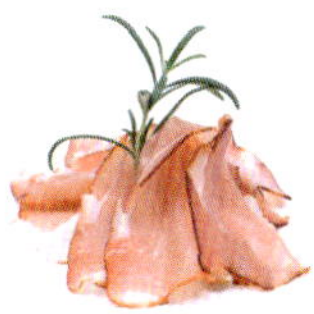

Lebensmittelauswahl im Kostaufbau

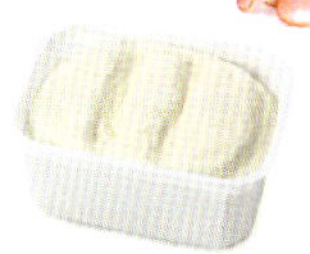

In den ersten Wochen nach der Entlassung wird die große Veränderung im Essalltag besonders spürbar sein. Denken Sie beim Essen und Trinken auch weiterhin an die Basisempfehlungen (S. 20). Die Lebensmittelauswahl im gesamten Kostaufbau entspricht der **leichten Vollkost** mit bewusst nur leicht verdaulichen und säurearmen Speisen.

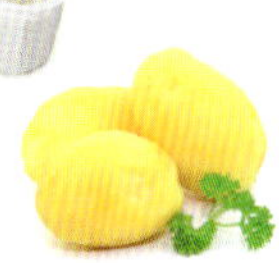

Ab dem 4. Tag nach der Operation können Sie sich an folgender Tabelle orientieren:

Kategorie	Lebensmittelgruppe	Breiig-weiche Kost	Übergangskost
Eiweiß	Fleisch, Fisch, Eier	Haschee (püriertes, gekochtes Fleisch), Faschiertes (Hackfleisch), fettarme Pasteten, magere Fischfilets ohne Gräten, weich gekochtes Ei	+ Mageres, zartes Fleisch, gekochter Schinken, kalter, fettarmer Braten, Geflügelwurst
	Milchprodukte	Fettarme Milch, Naturjoghurt, Fruchtjoghurt fett- und zuckerreduziert, Pudding ohne Zuckerzusatz, Grießbrei (Grießkoch), Haferflocken in Milch gekocht, Magertopfen (Magerquark), Buttermilch	Alle fettarmen Milchprodukte

Kategorie	Lebensmittelgruppe	Breiig-weiche Kost	Übergangskost
Vitaminbomben	Gemüse	Als Suppe, püriert oder weich gedünstet: Karotten, Sellerie, Zucchini, Melanzani (Auberginen), Kürbis, Brokkoliröschen, Rote Rüben, passierter Spinat oder Kochsalat	+ Tomaten ohne Haut, Tomatensauce
	Obst	Kompott und Fruchtmus ohne Zuckerzusatz, reife Bananen, rohes Obst nur geschält und püriert – in Kombination mit einem Milchprodukt	+ Erdbeeren, Himbeeren, Heidelbeeren, reife Mango, Melone ohne Kerne
Kohlenhydrate	Kartoffel- und Getreideprodukte	Kartoffeln, Kartoffelpüree, Couscous, weiche Polenta (Maisgrieß), Semmelknödel, feines Knäckebrot ohne Samen (z. B. Leicht und Cross©)	+ Nockerln (Klößchen), Teigwaren, Hirse, Bulgur, Quinoa, Mischbrot, fein vermahlenes Vollkornbrot, Toastbrot
	Fette und Öle	1–2 Esslöffel hochwertiges Pflanzenöl pro Tag, z. B. Raps- oder Walnussöl	+ Kleine Mengen Margarine, Butter
	Gewürze	Milde Kräuter und Gewürze, pflanzliche Suppenwürze in kleinen Mengen	
	Süßungsmittel	Kleine Mengen Süßstoff	+ Kleine Mengen Honig, Marmelade als Brotaufstrich

Anmerkung: + ... Diese Lebensmittel kommen in der Übergangsphase hinzu

Vermeiden Sie folgende Lebensmittel während des Kostaufbaus (können zu Unverträglichkeiten führen):

- Fettes Fleisch, fette Wurstwaren (z. B. Salami, Extrawurst, Wiener Würstchen), Geräuchertes, Paniertes
- Frittierte und in Fett herausgebackene Speisen (z. B. Pommes frites, Kroketten, Potato Wedges, Kartoffelschmarren, Wiener Schnitzel, Krapfen, Donuts)
- Fette Milchprodukte (z. B. Schlagobers/Sahne, Crème fraîche, Mascarpone)

- Rohes Obst und Gemüse (außer Obstsorten lt. Tabelle oben)
- Faserreiches und/oder blähendes Gemüse, z. B. Kraut, Kohl, Zwiebel, Lauch (Porree), Knoblauch, Kohlrabi, Karfiol (Blumenkohl), Pilze, Paprika, Gurke, Radieschen, Spargel, Salat
- Hülsenfrüchte (z. B. Bohnen, Linsen, Erbsen, grüne Bohnen)
- Frisches Hefegebäck, Pizzateig
- Scharfe Gewürze (z. B. Pfeffer, Chili, Currys, Paprikapulver, Kren/Meerrettich)
- Nüsse, Körner, Samen
- Säurereiche Lebensmittel (Essig, Zitronensaft)

Geeignete Getränke

- Leitungswasser
- Stilles Mineralwasser
- Kräutertee oder Rotbuschtee ungezuckert, eventuell mit Süßstoff
- Kleine Mengen zuckerfreier Sirup, mit Leitungswasser verdünnt

Ungeeignete Getränke

- Getränke mit Kohlensäure streng meiden!
- Fruchtsäfte
- Limonaden
- Eistee
- Wellness-Getränke
- Früchtetee

Eiweiß ist einer der wichtigsten Nährstoffe für unseren Körper (siehe S. 29). Wenn man nur winzige Portionen essen kann, muss in jeder Mahlzeit ein eiweißreiches Lebensmittel enthalten sein. Für eine optimale Eiweißversorgung ist der Einsatz von Eiweißpräparaten (siehe S. 153) notwendig.

Die richtige Lebensmittelkombination führt zum Erfolg!

Die eiweißreichen Lebensmittel rücken in den Vordergrund.

Beginnen Sie beim Essen immer mit dem eiweißreichen Lebensmittel.

Um Mangelzustände zu vermeiden und optimal abzunehmen, kombinieren Sie Lebensmittel richtig:

Eiweißreiche Lebensmittel (blau) – Milchprodukte, Ei, Fisch und Fleisch – mit der richtigen Menge an

Vitaminbomben (grün) – Gemüse und Obst sowie

Kohlenhydratbeilage (braun) – Gebäck, Reis, Teigwaren, Kartoffeln, Polenta (Maisgrieß), Hirse etc.

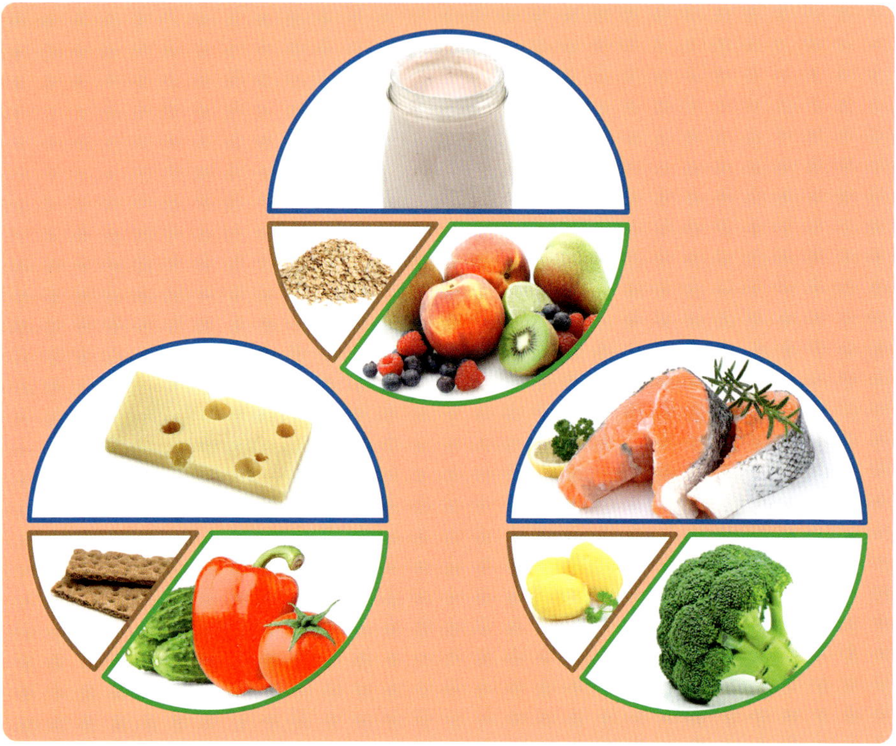

Diese Lebensmittelkombination bleibt auch in der Dauerernährung erhalten. Im Kostaufbau sind besonders eiweißreiche Lebensmittel (blau) und Vitaminbomben (grün) zu bevorzugen. Später, wenn die Portionen etwas größer werden, kann auch wieder etwas mehr an Kohlenhydraten (braun) gegessen werden. Erfahren Sie mehr zu den Portionsgrößen ab S. 60 und zur Langzeiternährung ab S. 95. Viele unserer Rezepte im Rezeptteil sind nach diesem Prinzip gestaltet.

BESCHWERDEN KURZ NACH DER OPERATION

Nachfolgend finden Sie häufige Komplikationen, mögliche Ursachen und Empfehlungen, die Abhilfe schaffen können. Holen Sie sich bei anhaltenden Beschwerden umgehend ärztlichen Rat!

Beschwerden im Verdauungstrakt

Symptome	Mögliche Ursachen	Was tun?
Übelkeit und Erbrechen, Erbrechen von Speichel und Schleim	• Zu große Portion gegessen • Zu schnell gegessen • Zu schlecht gekaut • Zu früh oder zum Essen getrunken • Nach dem Essen zu früh hingelegt	• Langsam essen und gut kauen • Ess-Trink-Pause einhalten • Ablenkungen vermeiden • Beim Verspüren eines Druckgefühls im Magen sofort die Mahlzeit beenden • 1,5–2 l Trinkflüssigkeit pro Tag (Übelkeit kann durch eine zu niedrige Trinkmenge verstärkt werden)
Verstopfung (harter Stuhlgang weniger als 3 Mal pro Woche)	• Zu wenig getrunken • Zu wenig Ballaststoffe • Zu wenig Bewegung	• 1,5–2 l Trinkflüssigkeit pro Tag • 3 Portionen Obst und Gemüse pro Tag • 2 Portionen Getreideprodukte (Vollkorn fein vermahlen) oder Kartoffeln pro Tag • Einsatz von sanften löslichen Ballaststoffen, siehe S. 46 • Regelmäßige Bewegung fördert die Darmbewegung

Symptome	Mögliche Ursachen	Was tun?
Blähungen und Durchfall (flüssiger Stuhlgang häufiger als 3 Mal pro Tag)	• Zu früh Lebensmittel ausprobiert • Zu große Portion gegessen • Zu früh oder zum Essen getrunken • Laktoseintoleranz[2] • Zu fett gegessen (glänzender, klebriger Stuhl)	• Speisenauswahl laut Kostaufbau • Regelmäßige Mahlzeiten • Langsam essen und gut kauen • Ess-Trink-Pause einhalten • Beim Verspüren eines Druckgefühls im Magen sofort die Mahlzeit beenden • Einsatz von löslichen Ballaststoffen siehe S. 46 • Umstellung auf laktosearme/-freie Ernährung • Fettreiche Lebensmittel vermeiden • Individuelle Unverträglichkeiten beachten

Allgemeine Beschwerden

Symptome	Mögliche Ursachen	Was tun?
Müdigkeit, Schwächegefühl, Schwindel, leichte Kopfschmerzen	• Zu wenig getrunken • Mahlzeit/-en ausgelassen • Unterzucker (siehe auch S. 48)	• 1,5–2 l Trinkflüssigkeit pro Tag • Zuckerreiche Getränke oder Speisen vermeiden • Regelmäßige Mahlzeiten • Regelmäßige Bewegung

Diese Beschwerden klingen in der Regel nach einigen Wochen ab, wenn Essen und Trinken leichter fallen.

2 Laktoseintoleranz (Milchzuckerunverträglichkeit) tritt meist nur vorübergehend auf. Der Einsatz von laktosefreien Produkten ist daher meist nur für kurze Zeit notwendig. Es sollte zudem festgestellt werden, ob nicht andere Ursachen wie „zu große Portionen“ hinter Blähungen und/oder Durchfall stecken. Besprechen Sie eine mögliche Laktoseintoleranz immer beim Nachsorgetermin mit Ihrer Diätologin oder Ihrem Diätologen.

Übergang zur Dauerernährung

Nach fünf Wochen können Sie schrittweise wieder alle Lebensmittel und Speisen ausprobieren. Voraussetzung dafür ist eine gute Verträglichkeit der leichten Vollkost.

- Lebensmittel und Speisen Schritt für Schritt ausprobieren, am besten jeden Tag ein neues Lebensmittel dazu
- Bauen Sie wieder rohes Obst, rohes Gemüse und Salat in Ihren Speiseplan ein
- Obst und Gemüse mit harter Haut anfangs noch schälen und Salat klein schneiden
- Bevorzugen Sie ab diesem Zeitpunkt Vollkornprodukte
- Würzungsgrad der Speisen langsam steigern

Essen Sie weiterhin nach dem „Bausteinprinzip“: Eiweißlieferanten plus Vitaminbomben plus Kohlenhydratlieferanten – in dieser Reihenfolge!

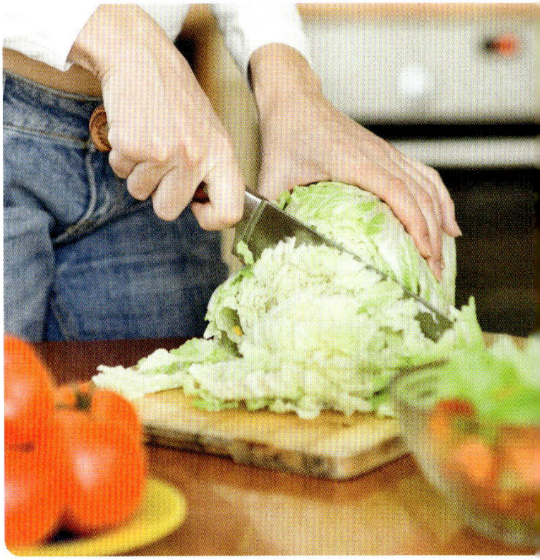

Unverträglichkeit von bestimmten Lebensmitteln und Speisen

Folgende Lebensmittel können nach der Operation kurzfristig oder auch dauerhaft zu Beschwerden wie Völle- und Druckgefühl, Übelkeit und/oder Erbrechen führen.

- Faserreiche Obst- und Gemüsesorten
- Faseriges und/oder trockenes Fleisch
- Reis
- Teigwaren (vor allem Spaghetti)
- Frisches Brot und Gebäck
- Fettreiche Lebensmittel (z. B. Wurst, Speck, frittierte Speisen, Obers/Sahne, Eiscreme)

Unverträglichkeiten sind auch hier individuell. Meiden Sie Lebensmittel, die bei Ihnen dauerhaft zu Problemen führen.

KRITISCHE NÄHRSTOFFE NACH DER OPERATION

Das Ziel aller genannten Operationsmethoden ist es, die Nahrungsaufnahme zu reduzieren. Durch einen Schlauchmagen wird die Magenfüllmenge stark eingeschränkt. Bei Magenbypass und Omega-Loop-Bypass wird die Magenfüllmenge reduziert, aber auch die Aufnahme der Nährstoffe über den Darm verringert. Daher kommt es nicht nur bei der Aufnahme von Eiweiß und Fett zu einem „gewollten" Mangel, sondern leider auch bei Vitaminen, Mineralstoffen und Spurenelementen. Selbst wenn Patient:innen nach Jahren wieder zunehmen – durch Fehlernährung oder Dehnung – bleibt die **Gefahr eines Mangels an Eiweiß, Vitaminen, Mineralstoffen und Spurenelementen – ein Leben lang – bei allen Operationsmethoden!**

Welche Nährstoffe werden als „kritisch" eingestuft?

Nährstoffe, bei denen das Risiko eines Mangels besonders groß ist, sind:

- Eiweiß
- Kalzium, Vitamin D
- Vitamine A, E, K
- Vitamin B 12, Folsäure
- Vitamine B 1, B 6
- Eisen
- Zink
- Kupfer (selten)
- Selen (selten)

Zusätzlich kann es noch zu einem Mangel an folgenden wichtigen Lebensmittelbestandteilen kommen:

- Ballaststoffe
- essenzielle Fettsäuren
- vor allem Omega-3-Fettsäuren

Welche Laborparameter sind notwendig?

In der folgenden Tabelle sehen Sie, welche Laborparameter untersucht werden sollen. Nehmen Sie das Blutbild zu Ihren Nachsorgeuntersuchungen mit.

Laborparameter	Monate nach der Operation						jährlich
	1	3	6	12	18	24	
Chemie	•	•	•	•	•	•	•
Komplettes Blutbild	•	•	•	•	•	•	•
Eisenstatus (inklusive Ferritin)	•	•	•	•	•	•	•
Vitamin B 1, B 9 (Folsäure), B 12		•	•	•	•	•	•
25 (OH) Vitamin D 3	•	•	•	•	•	•	•
Parathormon			•	•	•	•	•
Albumin	•	•	•	•	•	•	•
Elektrolyte (inklusive Kalzium, Phosphat)	•	•	•	•	•	•	•

vgl. Fried et al.: Interdisciplinary European Guidelines on Metabolic and Bariatric Surgery. Obesity Facts 2014

Zusätzlich kann es notwendig sein, bei Verdacht auf einen Mangel auch weitere Vitamine oder Mineralstoffe zu bestimmen, wie etwa die Vitamine A und E, Zink, Kupfer und Selen.

Achten Sie darauf, dass Sie bei den Nachsorgeuntersuchungen von spezialisierten Fachkräften betreut werden!

Eiweiß, Eiweiß, Baby!

Proteine, umgangssprachlich „Eiweiße“, sind aus Aminosäuren aufgebaut. Ihre wichtigsten Funktionen sind:

- Aufbau und Erhaltung von Muskeln, Herz, Hirn, Haut, Haaren
- Transport von Vitaminen, Mineralstoffen und Spurenelementen sowie Abbauprodukten im Blut
- Aufrechterhaltung des Immunsystems

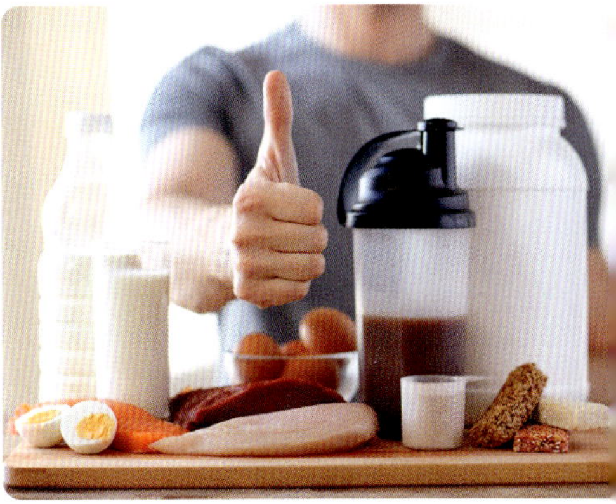

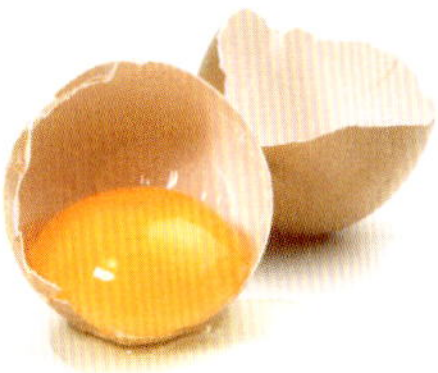

Führt man mit der Nahrung zu wenig Eiweiß zu, kommt es schleichend zu Problemen: Muskelverlust, Schwäche, Anfälligkeit für Erkältungen, Haarverlust, Wundheilungsstörungen, Fettleber, Mangel an Vitaminen, Mineralstoffen und Spurenelementen.

Es ist eine Tatsache, dass Eiweißmangel die Verteilung von Fetten, Vitaminen, Mineralstoffen und Spurenelementen im Körper verringert.

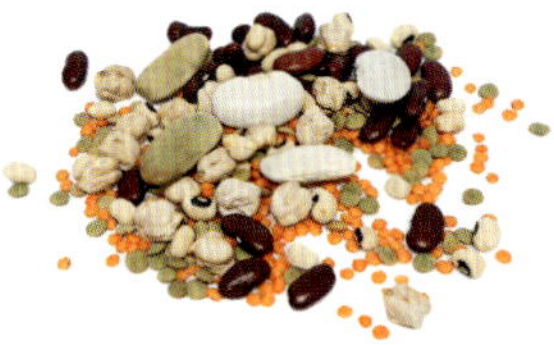

Wie schaffe ich es, meinen Eiweißbedarf zu decken?

Aus der Literatur geht hervor, dass ein absolutes Minimum von 60–80 g biologisch hochwertigem Protein nach einer Magenbypass- oder Schlauchmagen-Operation notwendig ist, um einen Eiweißmangel zu verhindern. Selbst gut informierte Patient:innen schaffen es anfangs nicht, mehr als 40 g Protein pro Tag aus der Nahrung aufzunehmen – der Magen ist einfach zu klein. Zusätzlich kommt es noch zum „erwünschten" Verlust eines gewissen Prozentsatzes aller Nährstoffe über den Darm (nach Magenbypass- und geringfügig auch nach Schlauchmagen-Operationen).

Als Faustregel für die minimale Eiweißzufuhr gilt:

Körpergröße	hochwertiges Eiweiß pro Tag	Eiweißportionen
bis 175 cm	mindestens 60 g	6
über 175 cm	mindestens 80 g	8

Bei schwerer körperlicher Betätigung, Sport und Schwangerschaft steigt der Eiweißbedarf!

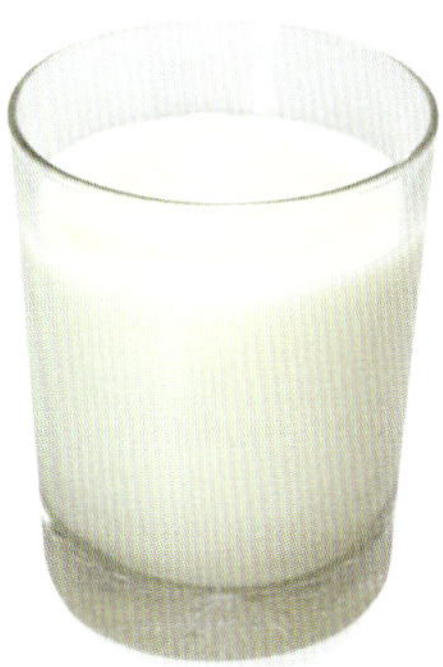

Eiweißportionen

Um ein Gefühl dafür zu bekommen, wie viel Eiweiß Sie täglich zu sich nehmen, helfen „Eiweißportionen".

Jeder der folgenden Punkte entspricht einer Eiweißportion und enthält ungefähr 10 g Eiweiß:

- 1 großes Glas (300 ml) Milch, Sojamilch, Joghurt, Buttermilch, Sauermilch
- 4 Esslöffel (100 g) Topfen (Quark) oder Frischkäse (z. B. Landfrischkäse, Gervais)

- 50 g Weich-, Schnitt-, Hart- oder Kochkäse
- 50 g mageres Fleisch
- 50 g Fisch
- 50 g magere Wurst, Schinken, Krakauer, Karree, Rohschinken
- 1 Ei
- 100 g Tofu
- 150 g Vollkornbrot (drei dünne Scheiben)
- 180 g Bohnen, Linsen, Kichererbsen (frisch, eingeweicht oder aus der Dose)
- 13 g hochwertiges Eiweißpulver (80 % Eiweißanteil) – ca. zwei gehäufte Esslöffel

Tierische Lebensmittel (Milchprodukte, Hühnerei, Fleisch) und Soja liefern das für unseren Körper hochwertigste Eiweiß. Bevorzugen Sie aber fettarme tierische Lebensmittel, da diese mehr Eiweiß enthalten, und vermeiden Sie die fettreichen Varianten.

Wie viele Eiweißportionen schaffe ich pro Tag?

Sechs bis acht Eiweißportionen sind für die meisten Operierten schwer zu erreichen, besonders am Anfang. Versuchen Sie auf jeden Fall, vier bis fünf Eiweißportionen mit Lebensmitteln zu decken, und ersetzen Sie die verbleibenden zwei bis drei Eiweißportionen (20 bis 30 g Eiweiß) durch Eiweißpräparate, z. B. Eiweißpulver, Eiweißshakes und Eiweißriegel.

Eiweißpräparate

In der Phase der Gewichtsabnahme sind zusätzliche Eiweißpräparate notwendig.

Faustregeln:

- 20–30 g Eiweiß pro Tag durch Eiweißpräparate ersetzen
- Nicht mehr als 30 g Eiweiß pro Eiweißmahlzeit
- Molkenprotein wird am leichtesten verdaut

Ergänzende Eiweißpräparate

- Hochwertiges **Eiweißpulver** (über 70 % Eiweiß und hoher Anteil an isoliertem Molkenprotein). Es gibt Pulver mit neutralem Geschmack oder mit Geschmack als Shake zubereitet.
- Es gibt mittlerweile auch hochwertige pflanzliche Eiweißpräparate zur Ergänzung (z. B. aus Soja, Erbsen, Hanf und Reisprotein). Geeignete „vegane" Produkte finden Sie im Anhang (S. 153). Verwenden Sie diese Produkte nur, wenn sie keine Magen-Darm-Beschwerden hervorrufen und Ihre Albumin-Werte damit im Normalbereich bleiben.
- **Eiweiß-Drinks** – fertig im Handel erhältlich (wenig Kohlenhydrate und Fett)
- Eiweiß-Riegel
- Andere Varianten wie Eiweißsuppen, Chips etc.

Nicht sinnvoll sind Eiweiß- oder Aminosäure-Kapseln, da sie zu wenig Eiweiß liefern.

Im Anhang finden Sie eine Auswahl an passenden Produkten für die ergänzende Eiweißzufuhr.

Wie erkennen Sie, ob ein Eiweißpräparat geeignet ist?

Pro 25 g Eiweiß
Maximal 14 g Kohlenhydrate („low carb") Maximal 8 g Fett Maximal 200 kcal
Vorsicht: Zuckeraustauschstoffe wie Sorbit, Mannit, Maltit, Xylit oder Isomalt können Blähungen und Durchfall verursachen

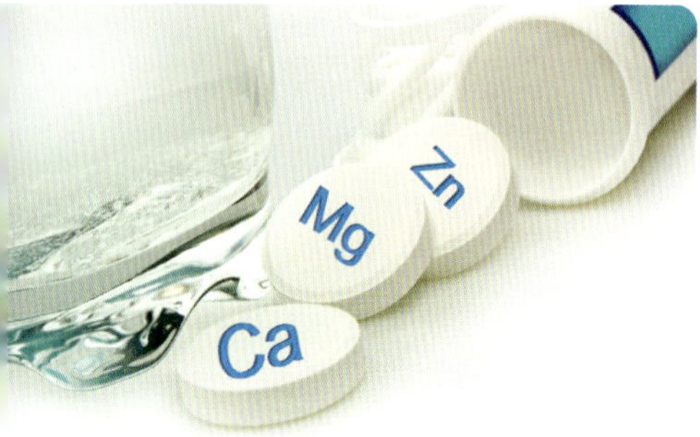

Vitamine, Mineralstoffe und Spurenelemente

Mit der täglichen Nahrung nehmen wir neben Kohlenhydraten, Eiweiß und Fett auch eine Reihe von Vitaminen und Mineralstoffen auf. Jedes einzelne der 13 Vitamine und über 15 Mineralien erfüllt lebenswichtige Funktionen im Körper und ist unverzichtbar. Aus den gleichen Gründen wie bei Eiweiß werden weniger Vitamine, Mineralstoffe und Spurenelemente über die Nahrung zugeführt und schlechter über den Darm aufgenommen.

Kritische Vitamine, Mineralstoffe und Spurenelemente nach Adipositas-Operationen

Nach allen Operationen ist es wichtig, Multivitamin- und Mineralstoffpräparate einzunehmen. Sind diese schlecht dosiert oder setzt man die Einnahme ab, kann es schleichend zu Mangelerscheinungen kommen. Die ersten Symptome können nur leicht ausfallen – und schwer zu erkennen sein –, jedoch können sich daraus extreme und unumkehrbare Krankheiten entwickeln, wie beispielsweise Knochenschwund und Lähmungen.

Vitamin	Enthalten in folgenden Lebensmitteln (Beispiele)	Funktionen im Körper (Beispiele)	Symptome bei Mangel (Beispiele)
Vitamin A (Retinol, Retinal, Carotinoide)	Vitamin A: Leber, Milchprodukte, Fisch, Öle, Butter, Margarine Carotinoide: Karotten, Spinat, Kohl, Tomaten	Notwendig für den Sehvorgang, gesunde Haut und Schleimhäute, Immunabwehr	Nachtblindheit, trockene Haut, schlechte Wundheilung, Hornhautschaden und andere Augenerkrankungen
Vitamin D	Fette Fische (Hering, Makrele, Lachs), Hühnerei, Leber	Notwendig für die Einlagerung von Kalzium in die Knochen, Immunabwehr	Knochenschwund (brüchige Knochen, Zahnverlust)
Vitamin E	Hochwertige Pflanzenöle (Weizenkeimöl, Sonnenblumenöl), Nüsse, Vollkorn, Weizenkeime	Wichtiger Radikalfänger	Verringerung der Reflexe, Nachtblindheit, Gangunsicherheit, Nervenschäden, Muskelschwäche
Vitamin K	Grünes Gemüse (Spinat, Kohlsprossen), Milch und Milchprodukte, Fleisch, Eier, Obst, Getreide	Beteiligt an der Bildung von Blutgerinnungsfaktoren und an der Regulation der Knochenbildung	Neigung zu blauen Flecken, Zahnfleischbluten, starke Menstruation, Nasenbluten, schlechte Blutgerinnung

Vitamin B 12 (Cobalamin)	In fast allen tierischen Lebensmitteln enthalten; in pflanzlichen nur, wenn sie mittels Gärung hergestellt wurden (beispielsweise Sauerkraut)	Notwendig für Blutbildung und DNS-Synthese. Die Aufnahme von B 12 im Dünndarm kann nur mithilfe des in der Magenschleimhaut gebildeten „Intrinsic Factor" erfolgen. Bei operativer Entfernung des Magens kann es zu einem Mangel kommen	Blutarmut, Blässe mit leicht gelblicher Haut und Augen, rote, rissige Zunge, Schwindel, Schwäche, Kurzatmigkeit, Tinnitus, Taubheit und Lähmung oder Brennen in Armen, Händen, Beinen und Füßen, Durchfall
Vitamin B 1 (Thiamin)	Fleisch (besonders vom Schwein), Leber, Fisch, Vollkornprodukte, Hülsenfrüchte, Kartoffeln	Bestandteil im Kohlenhydratstoffwechsel; wichtig für das Nervengewebe und die Herzmuskulatur	Appetitlosigkeit, Gangunsicherheit, Lähmungen, Muskelkrämpfe, Reizbarkeit, bis hin zu nasser oder trockener „Beriberi"
Vitamin B 6 (Pyridoxin)	Geflügel- oder Schweinefleisch, Hülsenfrüchte, Nüsse, Vollkornprodukte, Bananen, Sojabohnen	Beteiligt an der Bildung des roten Blutfarbstoffes sowie an Nerven- und Immunabwehr	Himbeerrote Zunge, Nervenerkrankungen (Neuropathien), Depression, Verwirrtheit, Blutarmut, Erhöhung des Homocystein
Vitamin C (Ascorbinsäure)	Obst (schwarze Johannisbeeren, Zitrusfrüchte), Gemüse (Paprika, Brokkoli)	Aufbau von Bindegewebe, Knochen und Zähnen; beteiligt an der Wundheilung, Radikalfänger	Starke Raucher (mehr als 20 Zigaretten pro Tag) haben einen um 50 % höheren Vitamin-C-Bedarf, Eisen wird durch Vitamin C besser verwertet
Folsäure	Weizenkeime, Gemüse (Tomaten, Spinat, Kohl), Obst (Orangen, Weintrauben), Vollkornprodukte, Milch und Milchprodukte	Zellteilung und Zellneubildung, Bildung der roten Blutkörperchen, Proteinstoffwechsel, Aufbau von Nervengewebe	Blutarmut, Durchfall, Mundecken und rote Zunge; Mangel vor und während der Schwangerschaft kann zu Fehlbildungen (Neuralrohrdefekt), Früh- und Fehlgeburten führen

Mineralstoffe & Spurenelemente	Enthalten in folgenden Lebensmitteln (Beispiele)	Funktion im Körper (Beispiele)	Symptome bei Mangel (Beispiele)
Kalzium	Milch und Milchprodukte, grünes Gemüse, Hülsenfrüchte, Nüsse, einige Mineralwässer	Erhalt von Zähnen und Knochen, Blutgerinnung, Weiterleitung von Reizen im Nervensystem und in der Muskulatur	Muskelkrämpfe, neuromuskuläre Störungen, Osteoporose (Knochenschwund)
Eisen	Fleisch, Ei, Vollkornbrot, Wurstwaren, Gemüse (Spinat, Erbsen, Schwarzwurzeln), Quinoa, Hirse, Amaranth, Weizenkleie	Bestandteil des roten Blutfarbstoffs, am Sauerstofftransport im Blut und an der Blutbildung beteiligt	Müdigkeit, Blässe, Blutarmut, Schluckstörung, Fehlbildung der Nägel, Erkrankung von Magen- oder Darmschleimhaut
Zink	Fleisch, Eier, Milch und Milchprodukte, Vollkornprodukte	Zink beeinflusst den Kohlenhydrat-, Protein- und Fettstoffwechsel; wichtig für das Immunsystem, als Radikalfänger, für Wundheilung und intakte Haut, für Fortpflanzung und Wachstum	Reduziertes Geschmacksempfinden, Appetitlosigkeit, veränderter Geruchssinn, schlechte Wundheilung, Durchfall, Haarverlust, Ausschläge, Muskelverlust
Selen	Fleisch, Fisch, Eier, Linsen, Spargel, Paranüsse	Radikalfänger, wichtig für die Immunabwehr	Symptome nur bei extremer Unterversorgung bekannt: Herzmuskelerkrankung
Kupfer	Vollkornprodukte, Innereien, Fisch, Nüsse, Kakao, Kaffee, Tee, grüne Gemüsesorten	Am Eisenstoffwechsel beteiligt und für die Funktionen von vielen Enzymen nötig	Blutarmut, Störungen im Blutbild, spontane Risse von Gefäßen, herabgesetzte Pigmentation der Haare und der Haut

Quellen: vgl. Österreichische Gesellschaft für Ernährung, D-A-CH-Referenzwerte für die Nährstoffzufuhr & ASMBS Guidelines

Wie kann ich Mangelerscheinungen nach der Operation verhindern?

1. **Gehen Sie regelmäßig zu den empfohlenen Nachsorgeterminen!**
2. **Nehmen Sie die empfohlenen Vitamine, Mineralstoffe und Spurenelemente täglich und dauerhaft ein!**
   Beginnen Sie spätestens eine Woche nach der Operation mit Ihren Vitamin- und Mineralstoffpräparaten. Es dauert etwa ein Jahr, bis die richtige Einstellung gefunden ist. Bei jedem Blutbild wird die Dosierung wieder neu angepasst.

   Ziel: Mangelerscheinungen verhindern, bevor sie entstehen!

3. **Achten Sie darauf, dass die Vitaminpräparate an Ihre Operationsmethode angepasst werden und trotzdem noch gut aufgenommen werden können**
   Nach allen Arten von Magenbypass-Operationen (Entfernung des Magenausgangs) eignen sich Kaudragees, Brausetabletten (aussprudeln!), Lutschtabletten, Schmelztabletten oder Sprays, die man auf die Mundschleimhaut sprüht, sowie Injektionen. Herkömmliche Kapseln oder Filmtabletten stellen hier eine unsichere Versorgung dar. Es gibt jedoch schnelllösliche Kapseln, die speziell für Adipositas-Patient:innen entwickelt wurden (z. B. von Fitforme® oder Bariatric Advantage®) und auch nach der Operation wirksam sind. Nach Schlauchmagen ist die Einnahme von herkömmlichen Kapseln oder Filmtabletten noch am ehesten möglich.
4. **Achten Sie darauf, dass alle wichtigen Vitamine und Mineralstoffe im Blutbild enthalten sind und dass die Werte von einer spezialisierten Fachkraft richtig interpretiert werden**
   Einige Vitamine und Mineralstoffe sind im Blut schwer zu bestimmen, und die Werte sind oft auch nur schwer zu interpretieren. Beispielsweise gilt Vitamin B12 bis zu einem Spiegel von 200–1000 pg/ml oder 148–738 pmol/l als normal. Dagegen gibt es manchmal Mangelerscheinungen bei Werten im unteren Normalbereich. Daher gilt es, bei allen Vitaminen einen **hohen Normalwert** (z. B. 650 pg/ml bei Vitamin B12) anzustreben.

5. **Nehmen Sie nicht wahllos Vitamine ein**
   Eine konstante Überdosierung kann ebenso zu Schäden und Krankheitssymptomen führen. Die größeren Schäden entstehen jedoch immer, wenn Sie keine Vitamine einnehmen.
6. **Gehen Sie regelmäßig zu Ihrer/Ihrem Diätolog:in**
   Eine gesunde, vitalstoffreiche Ernährung trägt wesentlich zu einer guten Versorgung mit Vitaminen, Mineralstoffen und Spurenelementen bei. Trotzdem müssen zusätzlich Präparate eingenommen werden – nur weniger!
7. **Seien Sie achtsam, um Veränderungen in Ihrem Körper zu bemerken**
   Treten plötzlich neue, ungewöhnliche Symptome auf, wie z. B. Ausschlag, Brennen in den Fingerspitzen, Gangunsicherheit, starke Müdigkeit, Zahnprobleme usw., suchen Sie sofort Ihre/n – auf Adipositaschirurgie spezialisierte/n – Internist:in, Diätolog:in oder Allgemeinmediziner:in auf. Je besser das Multivitaminpräparat dosiert ist, desto weniger Präparate benötigt man zusätzlich, wie beispielsweise Folsäure, den Vitamin-B-Komplex, Zink, Vitamin E und Vitamin A.

Allgemeine Hinweise (siehe auch Übersicht auf S. 38): Je besser das Multivitaminpräparat dosiert ist, desto weniger Präparate benötigen Sie zusätzlich, wie beispielsweise Folsäure, Vitamin-B-Komplex, Zink, Vitamin E und Vitamin A.

Patient:innen mit Schlauchmagen benötigen im ersten Jahr oft eine ähnlich hohe Dosierung wie Magenbypass-Patient:innen (20 % des Tagesbedarfs). Bei den Blutkontrollen im zweiten Jahr kann man die Dosis bei sichtbarer Überdosierung reduzieren.

Einer neuen Entwicklung zufolge wird häufig die Empfehlung gegeben, bei Kalziumsubstitution auch Vitamin K2 zusätzlich einzunehmen. Vitamin K2 soll u. a. Verkalkungen in den Gefäßen bei längerfristiger Kalziumsubstitution vorbeugen.

Derzeit gibt es noch keine Empfehlungen bzw. keine Literatur diesbezüglich für Adipositaschirurgie-Patient:innen. Es liegen jedoch auch keine Hinweise vor, dass die Einnahme von K2 (ca. 200 µg pro Tag) in irgendeiner Form ungünstige Nebenwirkungen hat.

Basisempfehlungen für die Einnahme von Vitaminen, Mineralstoffen und Spurenelementen nach Magenbypass- und Schlauchmagen-Operationen

Multivitamin- & Mineralstoffpräparat

Spezialprodukt für Operierte (je nach Operationsmethode oder 100–200 % des Tagesbedarfs aller Vitamine von A–Z)

(unbedingt erforderlich: Folsäure mind. 400 µg, Eisen, Zink, Kupfer, Selen und alle B-Vitamine)

Bei Schlauchmagen reichen ab dem zweiten Jahr nach der Operation 100 % des Tagesbedarfs

+

Kalziumpräparat

1000–1500 mg pro Tag

(Kalziumzitrat ist besser als Kalziumcarbonat; es liegt oft auch als Kombination mit Vitamin D3 vor)

+

Vitamin D3

Tropfen, Spray, Kaudragees, Injektionen – ca. 3000 IE täglich. Die Dosis muss ans Blutbild angepasst werden; oft sind sehr hohe Dosen notwendig

(max. 6000 IE tgl.)

+

Vitamin B12

Sinkt der Vitamin-B12-Spiegel auf unter 400 pg/ml ab, muss die Vitamin-B12-Zufuhr erhöht werden:

Bei Magenbypass: 1000 µg pro Monat als intramuskuläre Injektion oder täglich als Mundspray oder Lutschtablette mit 350–500 µg in kristalliner Form

Bei Schlauchmagen: 1000 µg alle 2–3 Monate als intramuskuläre Injektion oder hohe orale Zufuhr (unter Laborkontrolle)

Ziel sind hohe Werte im Normalbereich von ca. 500–1000 ng/l

Eisen muss häufig zusätzlich zugeführt werden. Dosierung je nach Blutbild in Form von Tropfen, Brausetabletten, Lutschtabletten, Sprays, Kapseln oder Filmtabletten

Im Anhang finden Sie eine Liste der derzeit gängigsten geeigneten Präparate.

LANGFRISTIGE ERNÄHRUNGSEMPFEHLUNGEN

Modelmaße sind für 99 % der Menschen unrealistisch.

Gewicht verlieren und Wohlfühlgewicht halten. Die Operation ist eine Unterstützung, ein neues, gesünderes Leben zu beginnen.

Aber auch der Weg zum Wohlfühlgewicht ist oft mit vielen Frustrationen gepflastert, mit denen man vor der Operation nicht gerechnet hat. Das „Essen" hat im Leben meist einen hohen Stellenwert eingenommen. Man isst bei Frust, bei Glück, bei Langeweile oder als Belohnung. Der „Speck" fungiert oft als „Schutzschicht" gegen negative Alltagserlebnisse. Mit der Operation fällt plötzlich beides weg. Sie können nur mehr sehr wenig essen und die Schutzschicht nimmt rasch ab. Die überschüssige Haut beginnt zu hängen. Bereiten Sie sich und Ihre Familie auf diese Phase vor. Eine psychologische Begleitung kann notwendig werden. Lernen Sie, auch ohne Essen mit Frust und Langeweile umzugehen und alte Verhaltensmuster aufzubrechen. Damit werden Sie diese Phase nach der Operation zufriedener annehmen können.

Gewichtsabnahme nach der Operation

Generell gilt: Jeder Patient und jede Patientin nimmt unterschiedlich viel und unterschiedlich schnell ab. Wie viel und in welchem Zeitraum, das kann nicht genau vorhergesagt werden.

In den ersten drei Monaten nach der Operation erfolgt eine rasche Gewichtsabnahme, die vor allem durch den hohen Flüssigkeitsverlust bedingt ist. In diesem Zeitraum werden Sie auch am schnellsten abnehmen. Generell erfolgt die Abnahme von Körpergewicht immer phasenhaft. Wochen oder Monate der Gewichtsabnahme werden immer wieder von einem Gewichtsstillstand abgelöst.

Wiegen Sie sich nicht täglich, sondern maximal einmal pro Woche.

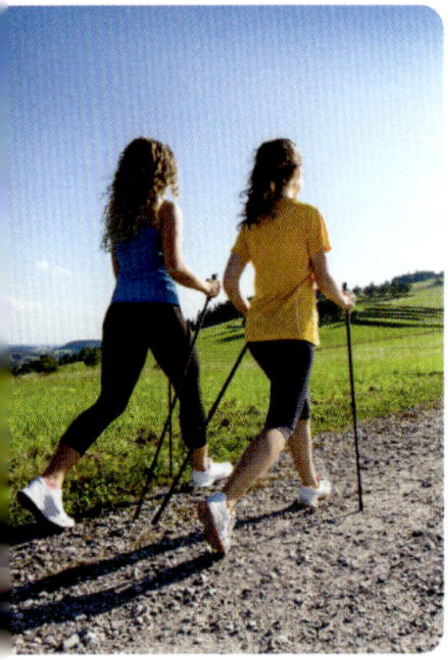

Folgende Faktoren beeinflussen die Gewichtsabnahme:

- Gewicht vor der Operation
- Größe, Geschlecht
- Fettverteilung
- **Körperliche Aktivität („Fitness“)**
- **Bereitschaft, etwas zu verändern (Essverhalten, Sport, Hobbys)**
- **Unterstützung durch Familie und Umfeld, psychische Verfassung**
- **Besuch von regelmäßigen Nachsorgeuntersuchungen**
- Begleiterkrankungen und Medikamente

Ziel der Operation ist es nicht, so schnell wie möglich abzunehmen, sondern auf die gesundheitsförderlichste Art und Weise Ihr persönliches Wohlfühlgewicht zu erreichen.

Was ist mein Wohlfühlgewicht?

Medizinisch betrachtet wäre ein gutes Ziel, einen BMI unter 30 zu erreichen – damit sind Sie nicht mehr „adipös“. Die Spätfolgen durch Übergewicht nehmen hier rasant ab. Das Erlangen des Normalgewichts (BMI < 25) ist bereits ein sehr hohes Ziel. Bereits ein BMI von 30 ist oft schwer zu erreichen, besonders bei einem sehr hohen Ausgangsgewicht.

Ziele sind immer eine bessere Lebensqualität und eine bessere Gesundheit als vor der Operation, auch wenn der BMI noch über 30 liegen sollte.

Selbsthilfegruppen

Selbsthilfegruppen können sowohl bei der Vorbereitung auf die Operation als auch in der Phase danach eine große Hilfe darstellen. Selbsthilfegruppen bieten nicht nur online Hilfe, sondern organisieren auch Informationsveranstaltungen und geselliges Beisammensein. Vorsicht ist allerdings geboten vor den zahlreichen privaten Blogs oder Chats von Betroffenen, da die hier verbreiteten Informationen oft sehr persönlich gefärbt sind und bei den Betroffenen zu Verunsicherung führen können.

Vergleichen Sie sich nicht zu sehr mit anderen. **Finden Sie Ihren eigenen Weg** und holen Sie sich Unterstützung auf dem Weg dahin.

Gewichtsabnahme: Qualität vor Quantität

In der Phase der Gewichtsreduktion ist es normal und bewusst erwünscht, dass Sie nur ca. 700 bis 1.200 kcal zu sich nehmen. Wichtig ist jedoch, dass Sie möglichst wenig Muskelmasse abbauen. Menschen, die ausreichend Eiweiß zu sich nehmen und früh mit sportlicher Betätigung beginnen, verlieren weniger Muskelmasse.

Worauf muss ich bei meiner Ernährung besonders achten?

❶ **Trinken, trinken, trinken**

Durch das sehr kleine Magenvolumen muss Trinken dauerhaft vom Essen getrennt werden. Bleiben Sie konsequent bei zuckerfreien Getränken und nehmen Sie 1,5–2 l täglich zu sich. Kohlensäure ist auch langfristig ungeeignet (sie kann die Magenschleimhaut reizen, zur Magendehnung beitragen und Blähungen verursachen). Eine zu geringe Flüssigkeitszufuhr kann eine Nierenschädigung, die Bildung von Nierensteinen sowie Gichtanfälle begünstigen.

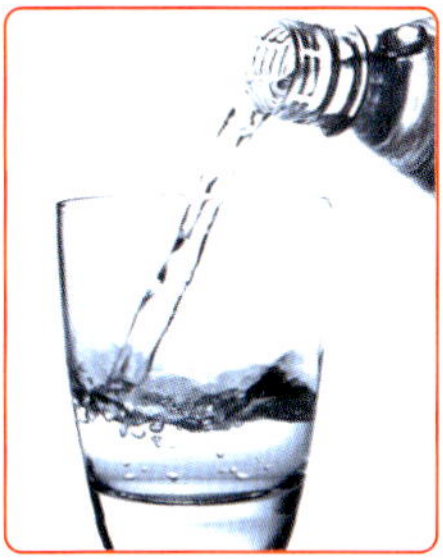

❷ **Drei bis maximal fünf Mahlzeiten pro Tag – die Mahlzeit nach 30 Minuten beenden**

Dauerhaft werden drei bis vier kleine Mahlzeiten empfohlen. Richten Sie nur so viel auf einem Dessertteller an, wie Sie in ca. 30 Minuten essen können. Danach beenden Sie die Mahlzeit und machen eine Pause von ein paar Stunden bis zur nächsten Mahlzeit.

❸ **Kleine Portionen, aber richtig kombiniert**

Im ersten Jahr ist es leicht, abzunehmen, und Sie sind motiviert. Nach der Operation hat sich wahrscheinlich Ihr Geschmack verändert. Es fällt oft leichter, gesünder zu essen. Zwingen Sie sich nicht, Dinge zu essen, die Ihnen gar nicht schmecken – aber probieren Sie Neues.

Halten Sie die Portionsgrößen möglichst klein (siehe S. 60), damit der Erfolg langfristig gegeben ist. Es ist möglich, durch stetiges Überessen den Magen oder den Magenausgang auszudehnen. Verwenden Sie kleine Teller und Schüsseln, um den Überblick zu bewahren.

Ernährungspyramide nach Adipositas-Operationen

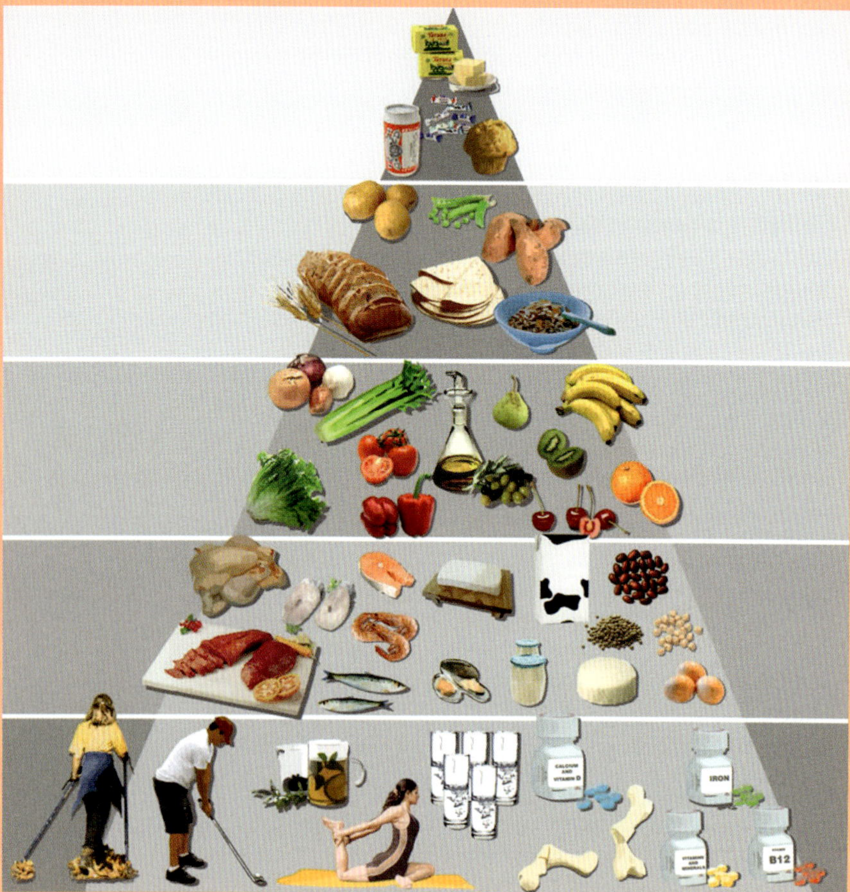

Nach Moizé et al. (2010)

Die Ernährungspyramide nach Adipositas-Operationen soll Ihnen dabei helfen, genussvoll und gesund zu essen.

Halten Sie sich auch hier an das „Bausteinprinzip“:

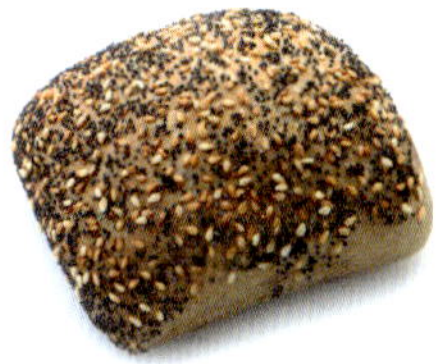

- Bevorzugen Sie eiweißreiche Lebensmittel (versuchen Sie täglich, Ihre Eiweißportionen zu erreichen; siehe ab S. 29). Kombinieren Sie dazu Salate, Rohkost, Gemüse und eine kleine Menge Kohlenhydrat-Beilage oder ein kleines Stück Vollkorngebäck
- Eine Portion Obst täglich, ca. 100 g

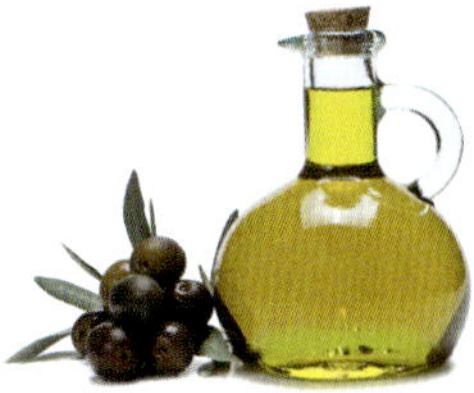

- Verwenden Sie für die Zubereitung der Speisen immer hochwertige Pflanzenöle (Rapsöl, Sojaöl, Leinöl, Walnussöl, Sesamöl) – mindestens zwei Esslöffel täglich. Ergänzen Sie mit Olivenöl und fetten Tiefseefischen wie Lachs, Makrele, Thunfisch und Hering mindestens einmal pro Woche. Sollten Sie keinen Fisch mögen, ist es eventuell sinnvoll, Omega-3-Fettsäurekapseln einzunehmen. Bei einer fettreduzierten Kost ohne fette Tiefseefische kommt es hier leicht zu einem Mangel. Omega-3-Fettsäuren wirken schützend auf unsere Gefäße und sind auch in der Schwangerschaft wichtig.

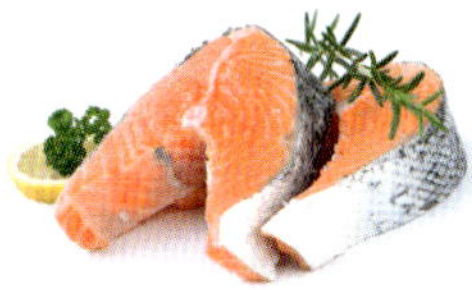

- Wenn Sie starkes Verlangen nach etwas „Ungesundem“ haben, gönnen Sie sich eine kleine Portion. Verbote machen verrückt!

Das Gewicht pendelt sich ein – halten Sie Ihr Wohlfühlgewicht

Etwa ein bis zwei Jahre nach der Adipositas-Operation sollte das Wohlfühlgewicht erreicht werden. Haben Sie Ihr Ziel erreicht? Sind Sie zufrieden mit dem Ergebnis? Konnten Sie Ihren Lebensstil verändern? Gratulation!

Dieser Zeitpunkt ist genau der Augenblick, in dem eine gesunde und ausgewogene Ernährung sowie regelmäßige sportliche Betätigung zum Tragen kommen. Jetzt heißt es dranbleiben!

Zu geringe Gewichtsabnahme oder erneute Gewichtszunahme

Eine Gewichtszunahme ist grundsätzlich nach jeder Adipositas-Operation möglich. Die Veränderung des Lebensstils und vor allem das Erkennen und Ablegen von Gewohnheiten, die eine Gewichtszunahme fördern, sind unbedingt erforderlich. Hauptauslöser ist hier oft ein Zurückfallen in alte Ernährungsmuster.

Mögliche Risikofaktoren für eine erneute Gewichtszunahme:

- Häufiges Essen und/oder Trinken von Lebensmitteln und/oder Getränken mit hohem Fett- oder Zuckergehalt
- Unregelmäßige Mahlzeiten
- Auslassen von einzelnen Mahlzeiten, z. B. Mittagessen
- Häufiges, unkontrolliertes Essen („Snacken“)
- Kein Sport

Studien konnten aufzeigen, dass die regelmäßige Teilnahme an Nachsorgeuntersuchungen sowie die Teilnahme an Selbsthilfegruppentreffen einer erneuten Gewichtszunahme vorbeugen.

Alkoholkonsum nach der Operation

Aufgrund der veränderten Verdauungssituation (kleinerer Magen und bei Magenbypass Verkürzung des Dünndarms) wirkt Alkohol nach allen Operationsmethoden schneller, und die Promille im Blut sind im Vergleich mit nicht operierten Menschen höher.

> Trinken Sie niemals Alkohol, wenn Sie am Straßenverkehr teilnehmen – 0,0 ‰ beim Fahrrad- oder Autofahren.

Studien konnten aufzeigen, dass die Gefahr, alkoholabhängig zu werden, nach der Operation größer ist als davor. Beachten Sie daher beim achtsamen Konsum von alkoholischen Getränken Folgendes:

- Der Alkoholspiegel im Blut steigt schneller an.
- Der Alkoholspiegel im Blut ist höher und sinkt langsamer ab.
- Die Leber wird bereits bei kleineren Mengen Alkohol geschädigt.
- Die Gefahr einer Unterzuckerung ist größer.

MÖGLICHE LANGFRISTIGE BESCHWERDEN

Haarausfall

Direkt nach der Operation kommt es aufgrund der raschen Gewichtsabnahme zu vermehrtem Stress und zu hormonellen Veränderungen. Dadurch fallen verstärkt Haare aus. Diese Art des Haarausfalls kann vor allem in den ersten sechs Monaten nach der Operation auftreten. Die Haare wachsen für gewöhnlich wieder nach. Es gibt keine wissenschaftlichen Belege für die positive Wirkung spezieller Shampoos oder zusätzlicher Vitamin- und Mineralstoffpräparate über die Basis-Supplemente hinaus.

Mögliche Gründe für einen anhaltenden Haarausfall oder für sein Auftreten Jahre nach der Operation sind:

- Eiweißmangel
- Mangel an essenziellen Fettsäuren (Omega-3- und Omega-6-Fettsäuren)
- Vitamin-/Mineralstoffmangel (Zink, Eisen, Selen, Biotin)

> Eine eiweißreiche Ernährung und die regelmäßige Einnahme von Vitamin- und Mineralstoffsupplementen können einem anhaltenden Haarausfall vorbeugen!

Bei starkem Haarverlust kann zusätzlich der Wirkstoff Minoxidil® verwendet werden, eine Lösung, die direkt auf die Kopfhaut aufgetragen wird. Besprechen Sie die Anwendung in jedem Fall mit einer Pharmazeut:in oder einer Dermatolog:in.

Verstopfung, Durchfall, Blähungen – gestörte Verdauung

Ursachen und Therapie

1. **Laktoseintoleranz**
   Generell besteht eine Unverträglichkeit von Laktose (Milchzucker) bei etwa 15 % der Bevölkerung in Österreich und Deutschland. Durch eine Magenbypass-

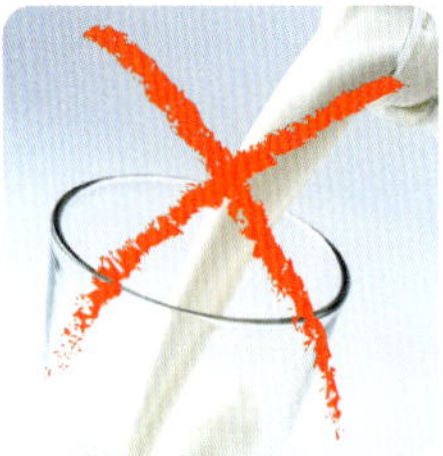

Operation kann es zu Laktoseintoleranz kommen; eine bestehende Unverträglichkeit kann sich verstärken.

Sollten Sie unter Durchfall und Blähungen leiden, vermeiden Sie Milchprodukte für einige Tage. Wenn sich der Durchfall dann bessert, verwenden Sie dauerhaft laktosefreie Milchprodukte oder kalziumangereicherte Sojaprodukte.

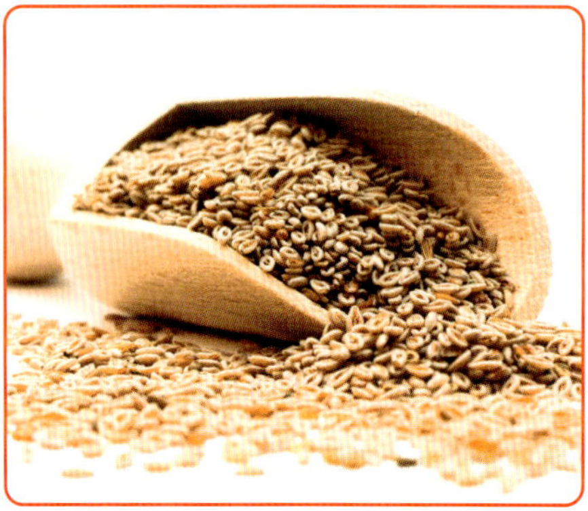

❷ Ballaststoffmangel

Bei kohlenhydratarmer Ernährung kommt es oft zu einer zu niedrigen Ballaststoffzufuhr. Die Folgen sind Unregelmäßigkeiten bei der Verdauung (Verstopfung, Durchfall oder beides abwechselnd). Reichern Sie die Speisen mit „sanften" Ballaststoffzusätzen an, z. B. mit indischen Flohsamenschalen oder Haferkleie. Es können auch medizinische Ballaststoffpulver (z. B. aus Guar) aus der Apotheke verwendet werden.

Ungeeignet sind Weizenkleie (ein „Kalziumräuber", der zusätzlich noch sehr viel Flüssigkeit zum Quellen benötigt) oder geschrotete Leinsamen (in größeren Mengen nach Magenbypass zu stark reizend). Diese Zusätze können verarbeitet werden, z. B. in Gebäck.

Ballaststoffe benötigen Flüssigkeit zum Quellen!

Anwendung:

- Flohsamenschalen: täglich 2 × 1 Teelöffel in je 250 ml Joghurt, Suppe, Shake oder Wasser einrühren.
- Haferkleie: täglich ca. 2 Esslöffel in Speisen eingearbeitet, z. B. in Brot, Kuchen, Teig, Gemüsegerichten, Milchshakes und Joghurt.

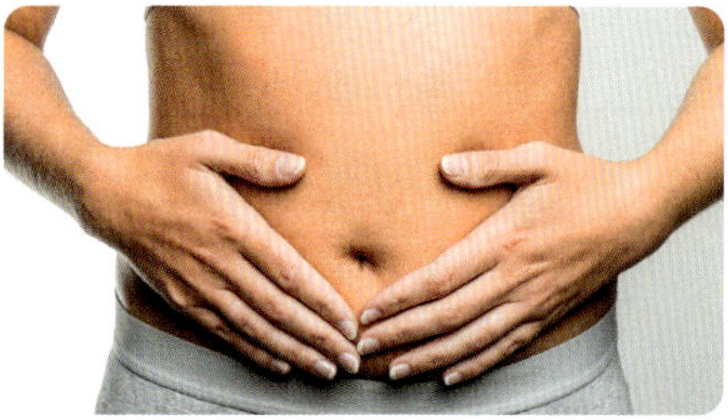

❸ Ungleichgewicht in der Darmflora

Durch das Fehlen von Ballaststoffen und das Vorhandensein von unverdauten Fetten und Zucker kommt es schleichend zu einer Veränderung in der Darmflora. Sie reagiert dann auch stärker auf blähende Speisen wie Zwiebeln, Bohnen, Linsen, Kraut etc.

Versuchen Sie, Ihre Ernährung umzustellen:

- Essen Sie kleinere Portionen auf einmal und vermeiden Sie einen Überhang an Fett und Haushaltszucker, Milchzucker oder Fruchtzucker.
- Trinken Sie nicht zu den Mahlzeiten.
- Fügen Sie sanfte Ballaststoffe (siehe Pkt. 2) hinzu.
- Zusätzlich kann es sinnvoll sein, gute Darmbakterien (Probiotikaprodukten aus der Apotheke) einzunehmen, um eine Besserung zu erzielen.

Gallensteine

Durch die rasche Gewichtsabnahme und auch die veränderte Verdauungspassage kommt es nach Adipositas-Operationen häufig zur Bildung von Gallensteinen.

Werden Gallensteine bei Ihnen festgestellt, sollten Sie eine stark fettreduzierte Ernährung einhalten. Besonders fette und geröstete, gebräunte Speisen könnten eine weitere Gallenkolik auslösen. Ebenso werden Zwiebeln und stark blähende Gemüsesorten schlecht vertragen. Halten Sie sich an die Empfehlungen der Übergangskost (leichte Vollkost, S. 21), um eine erneute Gallenkolik zu verhindern. Meistens wird empfohlen, die Gallenblase zu entfernen, um das Risiko weiterer Probleme zu minimieren.

Dumping-Syndrom

Das Dumping-Syndrom leitet sich vom englischen Wort „to dump“ ab, welches „hineinplumpsen“ bedeutet. Nach einer Magenverkleinerungsoperation (häufiger nach Magenbypass, aber auch nach Schlauchmagen) „stürzt“ der Speisebrei aufgrund einer veränderten Magenentleerung zu schnell in den Dünndarm.

Frühsyndrom

Das Frühsyndrom macht sich bereits ca. 15 Minuten nach der Nahrungsaufnahme bemerkbar. Beschwerden sind:

- Druckgefühl im Oberbauch
- Übelkeit und Erbrechen
- Schwäche- und Schwindelgefühl
- Herzklopfen, Blässe
- Schweißausbrüche
- im Extremfall: Kreislaufkollaps

Ursache ist ein **Abfall des Blutdrucks** durch den Wassereinstrom aus dem Körper in den Darm.

Spätsyndrom

Das Spätsyndrom macht sich erst eine bis vier Stunden nach der Nahrungsaufnahme bemerkbar. Beschwerden sind:

- Heißhungergefühl
- Übelkeit
- Konzentrationsstörungen, Müdigkeit
- Schweißausbruch
- Schwäche- und Schwindelgefühl bis hin zu Bewusstlosigkeit
- Herzklopfen, Blässe

Ursache ist ein durch stärke- und zuckerreiche Getränke und Speisen verursachter **Abfall des Blutzuckerspiegels (Hypoglykämie).**

Von zu niedrigem Blutzucker (Hypoglykämie) spricht man bei Blutzuckerwerten unter 60 mg/dl.

Dieses Problem tritt bei fast 80 % der Magenbypass-Patient:innen auf. Spürbare Beschwerden haben jedoch nur 10–25 % der Patient:innen.

Der rasche Eintritt des Speisebreis in den Dünndarm führt zu einer gesteigerten Aufnahme von Kohlenhydraten. In der Folge kommt es zu einem schnellen und starken Blutzuckeranstieg, der wiederum zu einer erhöhten Insulinausschüttung (Hormon aus der Bauchspeicheldrüse) und in der Folge zu einem massiven Absinken des Blutzuckers führt.

Therapie

Die Therapie der ersten Wahl ist immer eine **Analyse und Anpassung der Ernährung**. Machen Sie sich **Notizen**, wenn das Dumping-Syndrom auftritt:

- Wann war die letzte Mahlzeit?
- Was und wie viel wurde gegessen/getrunken?
- Wenn Sie ein Blutzuckermessgerät erhalten haben, dokumentieren Sie den Blutzuckerwert.

Anhand dieser Informationen können Sie zusammen mit Ihrer Diätologin oder Ihrem Diätologen die Ursache der Unterzuckerung analysieren.

Aus der Literatur geht hervor, dass Menschen, die unter Unterzuckerungen leiden, zu kohlenhydratreich (Stärke, Weißbrot, Teigwaren, Kartoffeln) und zu zuckerreich (Fruchtsäfte, Limonaden, Süßspeisen) essen.

Erste Maßnahmen

- Ein Dumping-Syndrom sollte immer ärztlich und diätologisch behandelt werden.
- Versuchen Sie bewusst, leicht verdauliche Kohlenhydrate und Zucker stark einzuschränken.
- Kehren Sie zurück zu einer gesunden Langzeiternährung (siehe S. 39).
- Reichern Sie Ihre Speisen mit sanften Ballaststoffen an (siehe S. 46).
- Trinken Sie nicht zu den Mahlzeiten, sondern erst 20 Minuten danach.
- Essen Sie fünf bis sechs kleine proteinreiche, ballaststoffreiche Mahlzeiten (siehe Rezeptteil S. 95).

Häufige Auslöser von Dumpings

- **Süße Getränke wie Fruchtsäfte, Limonaden, Wellnessgetränke bzw. Verdünnungssaft** sollten so weit wie möglich gemieden werden.
- **Süßigkeiten und Mehlspeisen (besonders cremig, fett, flüssig)**, Schokolade, Eis, Smoothies, Cremetorten – vermeiden Sie große Mengen oder probieren Sie kleine Mengen zu einem anderen Tageszeitpunkt.
- **Süßes Frühstück** wie Marmeladesemmel(-brötchen) oder Honigbrot. Besser sind Vollkornbrote, Roggenbrote oder Bauernbrote mit pikantem Belag sowie Müsli mit Topfen (Quark) und Ballaststoffen.
- **Stark zuckerreiche Obstsorten und Trockenfrüchte**, z. B. Weintrauben, Bananen, Kirschen, Ananas, Trockenpflaumen, Marillen (Aprikosen) etc.
- **Große Mengen Koffein (Kaffee, Energydrinks)** sowie **alkoholische Getränke** – diese verstärken die Unterzuckerung.

Geeignete Snacks zwischendurch sind:

- Früchte mit Joghurt oder Topfen (Quark), kombiniert mit Ballaststoffen wie Chiasamen, Flohsamenschalen etc.
- Topfencremen
- Eiweißbrot oder Vollkornbrot mit Schinken, Käse und Gemüse
- Proteinriegel – zuckerreduziert

Bei körperlicher Betätigung (Frühjahrsputz, Wandern, Joggen) wird ein rasches Absinken des Blutzuckerspiegels verstärkt, daher lautet die Empfehlung, alle zwei Stunden (oder öfter – je nach Intensität) eine kleine Zwischenmahlzeit einzunehmen. Wenn Essen schwer möglich ist (z.B. auf einer Radtour oder beim Tanz), können in Ausnahmefällen gewässerte Fruchtsäfte oder isotone Sportgetränke getrunken werden. Essen Sie jedoch so bald wie möglich feste Nahrung, um ein Absinken des Blutzuckerspiegels zu vermeiden.

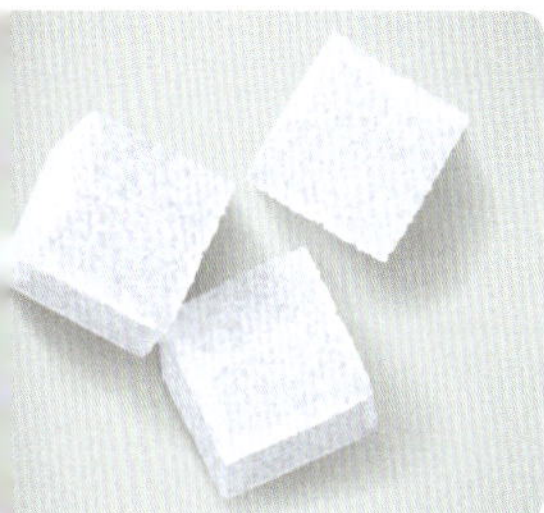

Erste Hilfe im Notfall

Wichtig ist, dass Sie jedes kleinste Anzeichen ernst nehmen und Ihren Blutzucker messen. Sollte der Blutzucker dann **unter 60 mg/dl** liegen, nehmen Sie folgende Lebensmittel/Getränke ein:

2 Blatt Traubenzucker oder
3 große Würfelzucker oder
⅛ l Fruchtsaft oder zuckerhaltige Limonade

Die Beschwerden müssten sich innerhalb von einigen Minuten reduzieren. **Danach essen Sie ein kleines Stück Brot oder ein Milchprodukt.**

Was tun, wenn lange Nüchternphasen notwendig sind?

Im Laufe des Lebens können Untersuchungen und Operationen notwendig sein, für die Sie mehrere Stunden nüchtern bleiben müssen. Sprechen Sie mit den betreuenden Ärzt:innen über das Problem der Unterzuckerung. Oft kann man die Nüchternphasen durch das Trinken von klaren, leicht gezuckerten Getränken verkürzen oder auch mit Infusionen Erleichterung schaffen.

Sodbrennen, Magenentzündung und Geschwüre in Magen oder Dünndarm

Manchmal kann es nach einer Adipositas-Operation zu Gastritis (Entzündung des Magens) kommen. Symptome sind Magenschmerzen, Druck im Bauchbereich, Übelkeit und/oder Magenkrämpfe.

Unter **Reflux** (Sodbrennen) versteht man ein Zurückfließen von Mageninhalt – d. h. Speisebrei oder Magensäure – in die Speiseröhre. Symptome sind saures Aufstoßen oder Brennen hinter dem Brustbein und auf der Zunge sowie Heiserkeit. Gastritis und Reflux können gepaart oder einzeln auftreten. Neben der ärztlich angeordneten medikamentösen Therapie und Vermeidung der auslösenden Faktoren ist dann eine Ernährungsumstellung notwendig.

Die Schlauchmagen-Operation kann – besonders wenn ein Zwerchfellbruch vorliegt – das Zurückfließen der Speisen oder Magensäure in die Speiseröhre begünstigen. Daher sollte ein Zwerchfellbruch operativ behandelt werden.

Gastritis wird vor allem durch Medikamente, Rauchen, falsche Ernährung oder das Bakterium Helicobacter pylori verursacht.

Allgemeine Tipps

- Nicht nur die eigene Magensäure ist das Problem, sondern die Säuren und Laugen, die sich in Ihrer Nahrung befinden und nach dem Essen die Speiseröhre angreifen!
- Vermeiden Sie zuckerhaltige Speisen.
- Essen Sie über den Tag verteilt mehrere kleine Mahlzeiten (maximal fünf).
- Es ist wichtig, mit dem Essen aufzuhören, bevor ein Druck entsteht.
- Lassen Sie zwischen den Mahlzeiten mindestens zwei Stunden Pause, bevor Sie wieder essen.
- Trinken Sie in diesen Pausen ausschließlich milde, zuckerfreie Getränke.
- Vermeiden Sie kohlensäurehaltige Getränke.
- Legen Sie sich nicht direkt nach dem Essen hin.
- Schlafen Sie mit leicht erhöhtem Oberkörper.
- Bei Reflux: Essen Sie das letzte Mal drei bis vier Stunden vor dem Schlafengehen.

- Bei Gastritis: Essen Sie vor dem Schlafengehen noch eine Kleinigkeit (z. B. Weißbrot mit wenig Butter, Haferschleimsuppe), um den Nüchternschmerz zu verhindern.
- Vermeiden Sie zu kalte oder zu heiße Speisen.
- Tragen Sie beim Essen keine zu enge Kleidung oder einschneidende Gürtel, da der Rückfluss des Mageninhalts in die Speiseröhre dadurch begünstigt werden kann.
- Essen und trinken Sie nicht gleichzeitig.
- Wenn erkennbar ist, dass die Beschwerden von bestimmten Lebensmitteln hervorgerufen werden, meiden Sie diese.
- Auch Stress und psychische Belastungen können Beschwerden verstärken.

Gallensäurereflux

Besonders wenn der Magenausgang (Pylorus) entfernt wurde, wie nach Magenbypass oder Omega-Loop-Bypass, kann in seltenen Fällen auch Gallensäure in den Magenpouch zurückfließen und dort eine Entzündung hervorrufen. Auch ein Gallensteinleiden kann Gallensäurereflux begünstigen.

Gallensäurereflux muss immer mit Ihrer Chirurgin oder Ihrem Chirurgen besprochen und oft auch operativ behandelt werden.

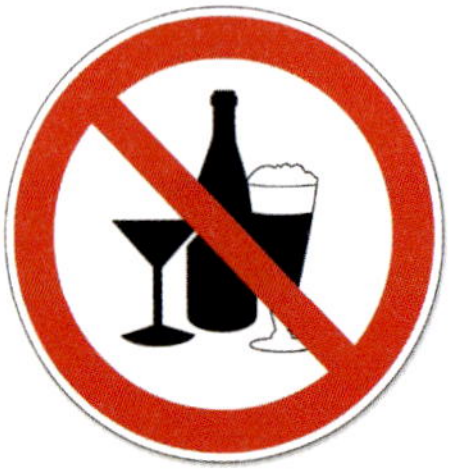

Tipps:

- Nicht direkt nach dem Essen hinlegen.
- Essen Sie das letzte Mal drei bis vier Stunden vor dem Schlafengehen.
- Meiden Sie vor dem Schlafengehen fette und eiweißreiche Speisen, koffeinhaltige Getränke, Alkohol, Schokolade sowie Zwiebeln und scharfe Gewürze.

Geschwüre im Magen, im Dünndarm oder an der Nahtstelle

Häufige Ursachen sind Schmerzmittel, Rauchen und vorgeschädigte Gefäße (schlechte Durchblutung). Diese Geschwüre müssen medikamentös behandelt werden.

Beginnen Sie bei einem diagnostizierten Geschwür wieder mit dem Kostaufbau (siehe S. 20 bzw. ab S. 65) und vermeiden Sie heiße Getränke und Speisen. Kontaktieren Sie Ihre Diätologin oder Ihren Diätologen, um mit ihm/ihr ein Ernährungsschema auszuarbeiten.

Allgemeine Ernährungsempfehlungen bei Sodbrennen, Magenentzündung und Geschwüren

Ungünstige Getränke:

- Früchtetees: Besonders jene, in denen rote Früchte enthalten sind (z. B. Hagebutte), können aufgrund der Säure Beschwerden verursachen.
- Fruchtsäfte: zu säurereich und zuckerreich (Zucker macht sauer!).
- Säurehaltige Limonaden und Energydrinks: z. B. Coca Cola bzw. Cola light/Zero enthalten viel Phosphorsäure, Zitronensäure und zusätzlich auch Kohlensäure.
- Kohlensäurehaltige Getränke: Auch Kohlensäure kann Reflux verstärken und die Magenschleimhaut angreifen.
- Smoothies aus Obst und Gemüse: enthalten viel Zucker und Fruchtsäuren.
- Kaffee: Starke Röststoffe reizen den Magen – maximal zwei Tassen milder Kaffee täglich.
- Alkohol: Alkohol greift die Magenschleimhaut an und fördert die Säureproduktion.

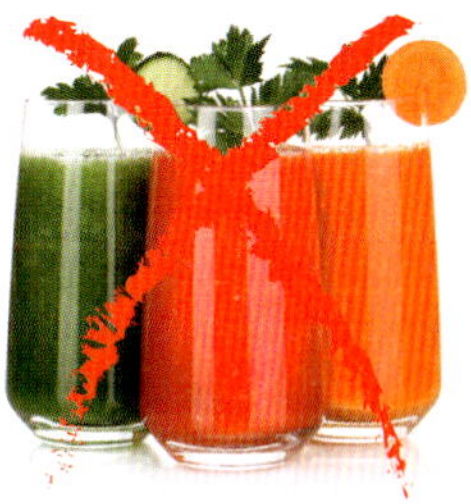

Besonders ungünstige Lebensmittel und Speisen:

- Sehr süße Speisen
- Besonders schlecht werden Speisen vertragen, in denen Kombinationen aus fett, süß, geröstet und/oder säurereich vorkommen, wie z. B.
  - Marillenknödel mit gerösteten Bröseln
  - Krapfen mit Marmelade gefüllt
  - Kaiserschmarren mit viel Zucker und Zwetschgenröster
  - Marmeladepalatschinken (Pfannkuchen)

- Sehr fette, frittierte oder braun geröstete Speisen
- Scharf gewürzte Speisen, z. B. mit Chili, Kren (Meerrettich), rohem Knoblauch, roher Zwiebel etc.
- Zitrusfrüchte: Zitrusfrüchte enthalten auch im rohen Zustand viel Säure und sollten deshalb nur in ganz kleinen Mengen genossen werden
- Tomatensaucen, Ketchup aufgrund der konzentrierten Säure aus Tomaten; rohe, reife Tomaten hingegen werden oft gut vertragen
- Essig in konzentrierter Form und eingelegtes Essiggemüse (Gurken, Maiskölbchen, Perlzwiebeln etc.)

Akutphase

In der Akutphase können viele Betroffene kaum essen und trinken. Es kann hier notwendig sein, eine strenge Auslassdiät mit langsamem Aufbau über ca. drei Wochen durchzuführen. Besonders in der ersten Woche sollten die Speisen breiig-weich und kühl gegessen werden. Sie können sich hier an den Rezepten des Kostaufbaus ab S. 65 orientieren. Besonders bekömmlich sind auch Haferschleim- und Reisschleimsuppen (siehe S. 148).

Empfohlene Kräuter

Es gibt Kräuter, die bei einer Magenübersäuerung helfen und als besonders magenstärkend gelten. Sie sind daher besonders gut geeignet, wenn eine Gastritis besteht:

- Fenchel
- Hopfen als Tee
- Ingwer (als Tee oder Gewürz) – nicht in der Akutphase, da Ingwer leicht scharf ist
- Frische Korianderblätter
- Kümmel
- Leinsamen als Tee
- Wacholderbeeren

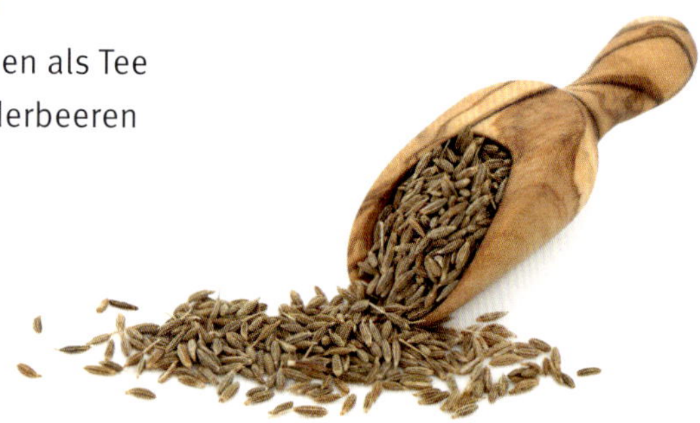

KINDERWUNSCH, SCHWANGERSCHAFT UND STILLZEIT NACH ADIPOSITAS-OPERATIONEN

Die Empfehlung lautet, frühestens 18 Monate nach einer Adipositas-Operation schwanger zu werden. Die Phase der Gewichtsabnahme bedeutet Stress für den Körper und es besteht hier die Gefahr, dass der Fötus nicht ausreichend mit Nährstoffen versorgt werden kann. In der Schwangerschaft sind das Wachstum und die Gesundheit des Fötus von Ihnen abhängig. Gehen Sie daher ernsthaft mit dieser Verantwortung um. Vitamin-, Mineralstoff- und Spurenelementmängel während der Schwangerschaft sind gefährlich und können zu schwerwiegenden Komplikationen beim Fötus führen (siehe Tabelle).

Mögliche Komplikationen und Mangelerscheinungen während der Schwangerschaft nach bariatrischer Chirurgie sind:

Mangel	Mögliche Komplikation
Kalzium	Schlechte Mineralisation des Skeletts des Fötus
Eisen	Blutarmut des Fötus
Vitamin B12	Erhöhte Homocysteinwerte – assoziiert mit erhöhter Fehlgeburtsrate, Depression, Gedächtnisstörungen beim Baby
Folsäure	Störung des Neuralrohrschlusses (Spina bifida), schlimmstenfalls Schädelfehlbildung
Vitamin A	Störung der Lungenentwicklung (vor allem im zweiten und dritten Trimenon)
Vitamin K	Fallberichte über schwere Gehirnblutungen beim Fötus
Zink	Frühgeburt, Störung des Neuralrohrschlusses (Spina bifida), geringes Geburtsgewicht, Dermatitis während der Stillzeit
Magnesium	Wachstumsverzögerung, Präeklampsie
Jod	Intelligenzminderung, schlimmstenfalls Kretinismus

(nach Kaska et al., 2013)

Folgen Sie nachstehenden Empfehlungen:

- Planen Sie die Schwangerschaft.
- Jeder Mangel, den Sie haben, kann Ihr Kind schädigen – in der Schwangerschaft und in der Stillzeit.
- Sprechen Sie bei der Nachsorge über Ihren Kinderwunsch.
- Lassen Sie ein Blutbild mit allen wichtigen Vitaminen machen und passen Sie Ihre Vitaminpräparate an.
- Besonders die Folsäurewerte sollten in einem hohen Bereich liegen (nehmen Sie bereits bei der Kinderplanung zusätzlich ein Folsäurepräparat ein).

Gratulation – Sie sind schwanger!
Stellen Sie nun Ihre Vitaminsupplemente um:
Hier besteht das Problem, dass Schwangerschafts-Vitaminpräparate nicht für Adipositaschirurgie-Patient:innen entwickelt wurden. In Schwangerschaft und Stillzeit steigt der Vitamin- und Mineralstoffbedarf noch zusätzlich an. Hier wäre es besonders schlecht, auf ein Schwangerschafts-Vitaminpräparat zu wechseln, das eine geringere Dosierung enthält als das Präparat, mit dem Sie derzeit hervorragend eingestellt sind.

Vitamin A ist ein sehr wichtiges Vitamin für die Entwicklung des Fötus und der Mutter während der Schwangerschaft. Besonders nach Roux-Y-Magenbypass und Omega Loop kommt es während der Schwangerschaft häufig zu sehr niedrigen Vitamin-A-Spiegeln im Blut. Eine Überdosierung von Vitamin A in Form von Retinol kann aber vor allem in den ersten 60 Tagen zu Schwangerschaftskomplikationen führen. Daher ist ein wohlüberlegtes Vorgehen notwendig.

Herkömmliche Schwangerschaftspräparate sind für Roux-Y- und Omega-Loop-Magenbypass-Patientinnen meist nicht ausreichend hoch dosiert. Oft fehlen sogar Vitamin A, Selen oder andere wichtige Vitamine ganz. Daher können wir nach jahrelanger Erfahrung in diesem Bereich folgende Empfehlung für die Vitaminsupplementierung geben (bitte besprechen Sie die Auswahl des Produktes auch immer mit Ihrer Fachärztin bzw. Ihrem Facharzt!).

Magenbypass Operationen:

- Wenn Sie mit einem **Multivitaminpräparat** für Adipositas-Patient:innen (enthält immer alle Vitamine und Mikronährstoffe von A–Z) gut eingestellt sind, dann können Sie dieses Präparat während der Schwangerschaft weiternehmen, **vorausgesetzt, dieses Präparat enthält nicht mehr als 5000 IE (1,5 mg) Vitamin A (Retinol)**. Diese Empfehlung ist gut durch Literatur und Erfahrung abgesichert. Vermeiden Sie zusätzliche Supplemente, die ebenfalls Retinol enthalten. Vitamin A in Form von Betacarotin zusätzlich ist kein Problem. Ein Wechsel zu einem Schwangerschaftspräparat würde Sie in eine schlechtere Versorgungslage bringen.
- Darüber hinaus sollten immer mindestens 600 µg **Folsäure** enthalten sein.
- Nehmen Sie Ihre **Kalzium-** (1500 mg) und **Vitamin-D3-Präparate** weiter ein (die Vitamin-D-Dosis sollte aufgeteilt und täglich statt einmal pro Woche eingenommen werden). **Überschreiten Sie eine tägliche Einnahme von 2000–3000 IE Vitamin D3 nicht**, auch wenn das weniger ist, als Sie bisher genommen haben. Wenn die Vitamin-D3-Werte sinken, steigern Sie die Dosis nur auf Empfehlung Ihrer Ärztin bzw. Ihres Arztes.

Schlauchmagen:

- Sie können auf ein gut dosiertes **Schwangerschaftspräparat** wechseln (sollte möglichst alle Vitamine A–Z enthalten) oder aber ebenfalls bei Ihrem Adipositas-Multivitaminpräparat bleiben, da die meisten Produkte für Schlauchmagen nicht mehr als 0,8 mg Retinol enthalten.
- Darüber hinaus sollten immer mindestens 600 µg **Folsäure** enthalten sein.
- Nehmen Sie Ihre **Kalzium-** (1000 mg) und **Vitamin-D3-Präparate** weiter ein (die Vitamin-D-Dosis sollte aufgeteilt und täglich statt einmal pro Woche eingenommen werden). **Überschreiten Sie eine tägliche Einnahme von 2000–3000 IE Vitamin D3 nicht**, auch wenn das weniger ist, als Sie bisher genommen haben. Wenn die Vitamin-D3-Werte sinken, steigern Sie die Dosis nur auf Empfehlung Ihrer Ärztin bzw. Ihres Arztes.

Eine höhere Einnahme von **Eisen** ist **bei allen Operationsmethoden** zu empfehlen (40–65 mg pro Tag). Wenn Ihr Ferritinspiegel absinkt (und ein Eisenmangel ärztlich bestätigt wurde), sollte eine höhere Einnahme (100–200 mg pro Tag) erfolgen. **Eiseninfusionen dürfen erst ab dem 2. Trimenon verabreicht werden**.

Der Vitamin-**B12**-Spiegel soll immer im hohen Normalbereich (>400pg/ml) gehalten werden. Intramuskuläre Injektionen sind auch während der Schwangerschaft möglich.

Vereinbaren Sie alle zwei bis drei Monate Laborkontrollen mit allen Vitaminen und Mineralstoffen!

Allgemeines

Essen Sie besonders eiweißreich und planen Sie fünf kleine Mahlzeiten ein (siehe Langzeiternährung S. 39). Tipps und Tricks für nicht operierte Schwangere gelten natürlich auch für Sie.

Pro Tag benötigen Sie nicht mehr als 300 kcal zusätzlich für das Wachstum des Kindes – essen Sie also nicht „für zwei“. Eine Gewichtszunahme von ca. 8 Kilogramm ist ausreichend, um das Wachstum des Kindes zu gewährleisten.

Entbinden Sie – wenn möglich – in einer Klinik, die auch auf Adipositas-Operationen spezialisiert ist.

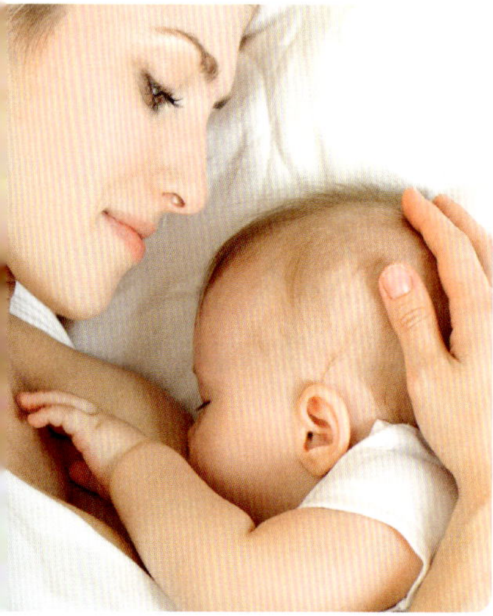

Stillzeit

Stillen ist für Mutter und Kind zweifelsfrei gesundheitlich und emotional ein wichtiges Ereignis. Aber es soll ohne Zwang und Stress ablaufen. Das ausschließliche Stillen (ohne Zufüttern von Fläschchennahrung) ist für Frauen nach Adipositas-Operationen oft schwierig. Stillende Frauen müssen pro Tag zwischen 400 und 700 kcal mehr zu sich nehmen, um 480–1200 ml Muttermilch zu produzieren. Vor allem müssen Sie aber mindestens 2,5–3 l Flüssigkeit täglich trinken. Mangelerscheinungen, besonders bei Vitaminen und Mineralstoffen, spiegeln sich in der Muttermilch wider. Die Folge davon sind Mangelerscheinungen beim Kind.

Es ist wichtig für Sie und Ihr Kind, dass Sie versuchen zu stillen. Sie geben Ihrem Kind viele wichtige Stoffe für sein Immunsystem mit. Es kann aber notwendig sein, zusätzlich Fläschchennahrung zuzufüttern, wenn das Kind nicht ausreichend wächst oder häufig schläfrig und wenig agil erscheint. Überprüfen Sie, ob Ihr Kind mindestens vier nasse Windeln pro Tag produziert und aktiv ist – dann nimmt es genug Flüssigkeit auf.

Lassen Sie nicht zu, dass durch das Thema Stillen unnötiger Stress entsteht. Es ist keine Katastrophe, zuzufüttern oder nicht zu stillen. Es gibt hervorragende Säuglingsnahrung, und Ihr Baby ist damit sicher gut mit allem versorgt, was es braucht.

Nehmen Sie Ihre Vitamin- und Mineralstoffsupplemente, wie in der Schwangerschaft, auch während der Stillzeit weiter (Laborkontrolle alle drei Monate). Besonders bei Vitamin D3 behalten Sie die niedrige Dosierung von max. 2000–3000 IE bei. Wechseln Sie erst nach dem Abstillen wieder zu Ihrer alten Dosierung zurück.

PORTIONSGRÖSSEN

Da dieses Thema großes Interesse bei allen Betroffenen hervorruft, finden Sie hier einen Überblick über die „normale“ Entwicklung der Portionsgrößen.

Portionsgrößen im Kostaufbau

Ihr Magen wurde stark verkleinert und somit auch die Portionsgrößen, die er aufnehmen kann. Sie sollten daher gut „auf Ihren Magen hören“. Sobald Sie während des Essens und Trinkens ein leichtes Druckgefühl verspüren (das heißt, der Magen ist gefüllt), hören Sie sofort auf, um Beschwerden zu vermeiden. Die Portionsgrößen unterscheiden sich nach Bypass- und Schlauchmagenoperationen nicht wesentlich. Es gilt schlussendlich immer die eigene individuelle Portionsgröße zu finden. Die folgenden Beispiele, abgestimmt auf die unterschiedlichen Phasen nach der Operation, sollen Sie dabei unterstützen.

<table>
<tr><th>Operations-methode</th><th>Magengröße anfangs (Füllmenge)</th><th>Portionsgrößen direkt nach der Operation pro Mahlzeit (Bypass und Schlauchmagen)</th></tr>
<tr><td>Roux-en-Y-Magenbypass</td><td>Ca. 15–30 ml</td><td rowspan="3">Ca. ⅛ l flüssige Speisen (z. B. Suppe)
oder
ca. 100 ml cremige Speisen (z. B. Joghurt)
oder
ca. 4 Esslöffel breiig-weiche Speisen (z. B. Kartoffelpüree)
oder
1 Knäckebrot mit Aufstrich</td></tr>
<tr><td>Omega-Loop-Magenbypass/ Mini-Gastric-Bypass</td><td>Ca. 50 ml</td></tr>
<tr><td>Sleeve-Gastrektomie (Schlauch-magen)</td><td>Ca. 70–150 ml</td></tr>
</table>

Von Anfang an: Mahlzeiten nach dem „3-Komponenten-System“

❶ **Eiweiß** – beginnen Sie immer mit den eiweißreichen Lebensmitteln

❷ **Vitaminbomben** – bei jeder Mahlzeit sollte Gemüse dabei sein, 1–2 Mal täglich eine Handvoll Obst

❸ **Kohlenhydrate** – bevorzugen Sie (nach dem Kostaufbau) Vollkornprodukte; am Abend kann man ruhig auf die Kohlenhydrate verzichten

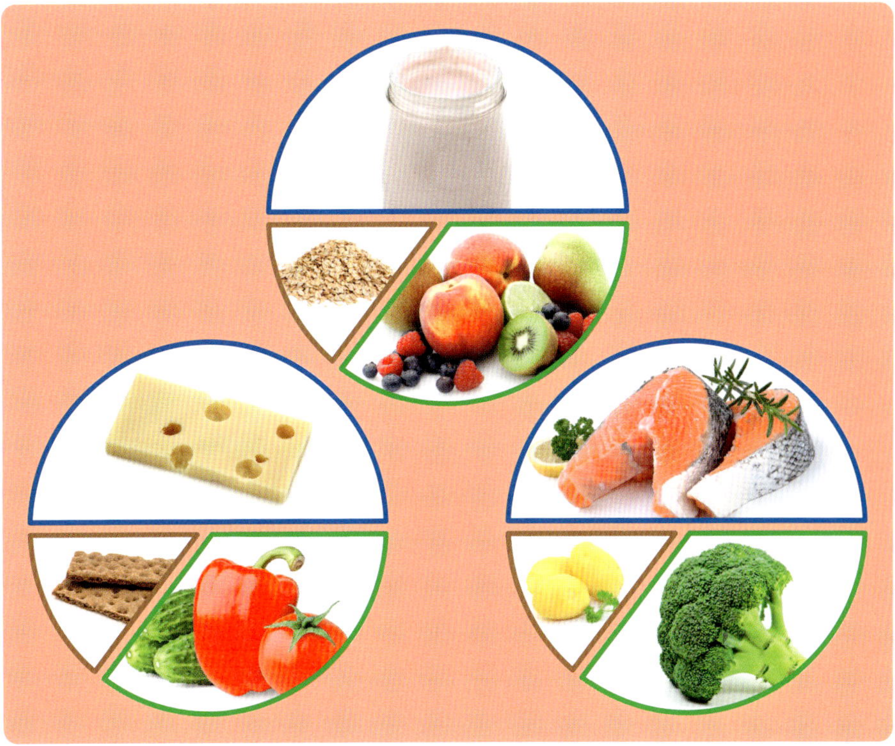

Tagesbeispiel: ab der 6. Woche nach der Operation, 46g Eiweiß

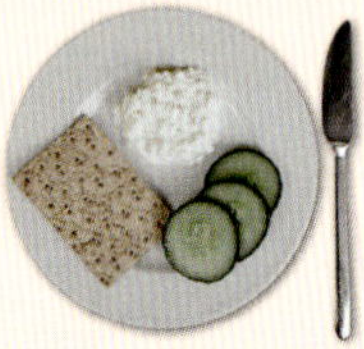

Frühstück:
1 Scheibe Knäckebrot
50 g Cottage Cheese
3 Scheiben Gurke

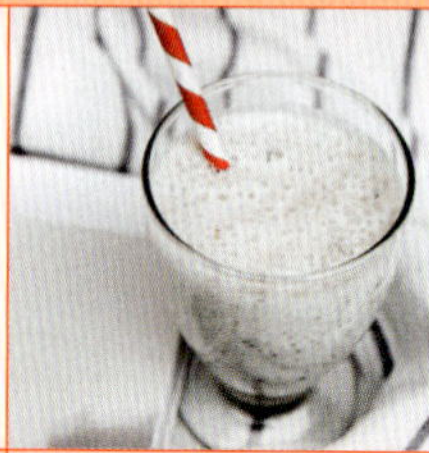

Vormittagsjause:
200 ml Vanille-Heidelbeer-Shake
(Rezept siehe S. 91)

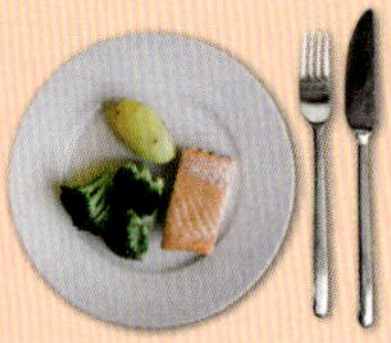

Mittagessen:
50 g Lachs, gedünstet
50 g Brokkoli, gedünstet mit Rapsöl
1 kleine Kartoffel (30 g)

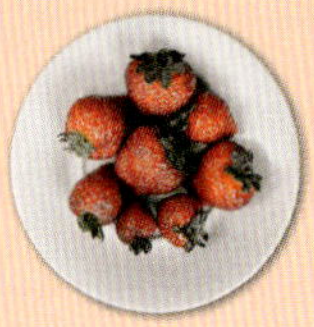

Nachmittagsjause:
100 g Erdbeeren

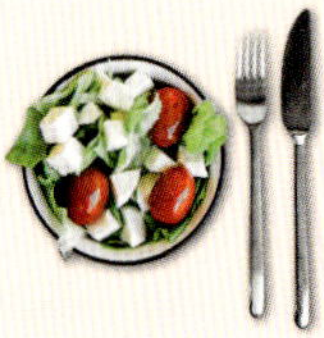

Abendessen:
Gemischter Salat (ca. 30 g grüner Salat, 3 Cherrytomaten, Essig, Rapsöl)
50 g Mozzarella, fettreduziert

Zusätzlich empfohlen: mindestens 20 g Eiweiß (Eiweißpulver, Eiweißriegel etc.)

Tagesbeispiel: 6 Monate nach der Operation, 63 g Eiweiß

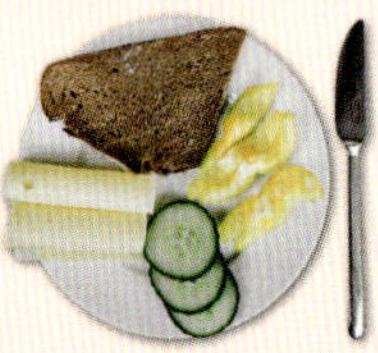

Frühstück:
1 Scheibe Vollkornbrot (40 g)
40 g Hartkäse
3 Gurkenscheiben
¼ Paprika

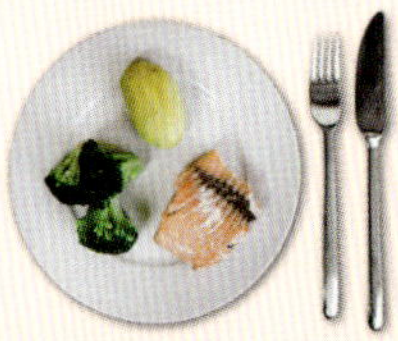

Mittagessen:
80 g Lachs, gedünstet
50 g Brokkoli, gedünstet mit Rapsöl
1 Kartoffel (60 g)

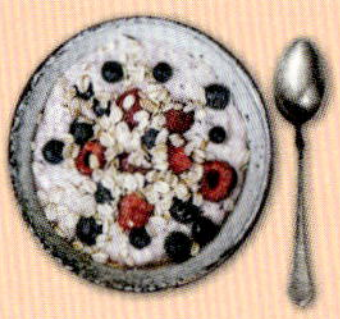

Nachmittagsjause:
200 g Topfen-Beeren-Creme
(Rezept siehe S. 87)

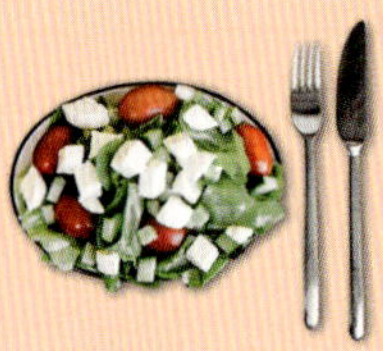

Abendessen:
Gemischter Salat (ca. 40 g grüner Salat, 5 Cherrytomaten, 30 g Gurke, Essig, Rapsöl)
70 g Mozzarella, fettreduziert

Zusätzlich empfohlen: 10–30 g Eiweiß (Eiweißpulver, Eiweißriegel etc.) je nach Bedarf

Langzeiternährung

Ein Jahr nach der Operation sollte sich die Größe der Mahlzeiten eingependelt haben und danach gleich bleiben. In der Nachbetreuung sind kaum Unterschiede zwischen den Portionsgrößen von Patient:innen mit Magenbypass und Schlauchmagen zu erkennen. Die Portionsgrößen variieren zudem von Mensch zu Mensch.

Dieses Tagesbeispiel dient als Orientierungshilfe.

Tagesbeispiel: Dauerernährung (beispielsweise drei Jahre nach der Operation), 82 g Eiweiß

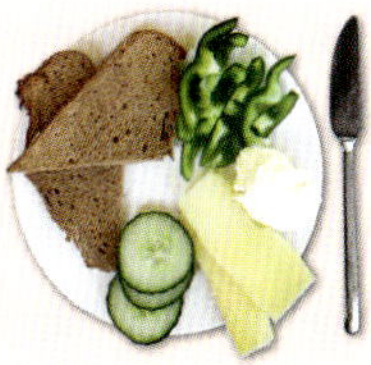

Frühstück:
2 kleine Scheiben Vollkornbrot oder Eiweißbrot (2x 30 g)
40 g Hartkäse und fettarmer Frischkäse (20 g) statt Butter
3 Gurkenscheiben
1/4 Paprika

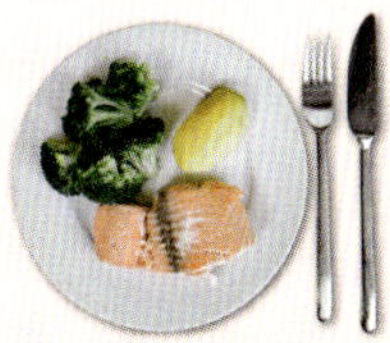

Mittagessen:
125 g Lachs, gedünstet
80 g Brokkoli, gedünstet mit Rapsöl
1 Kartoffel (60 g)

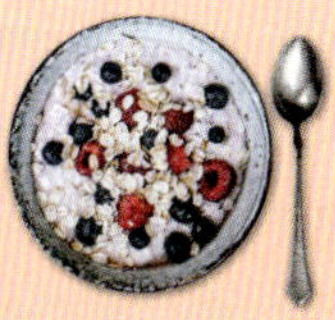

Nachmittagsjause:
200 g Topfen-Beeren-Creme (Rezept siehe S. 87) + 1 EL Haferlocken

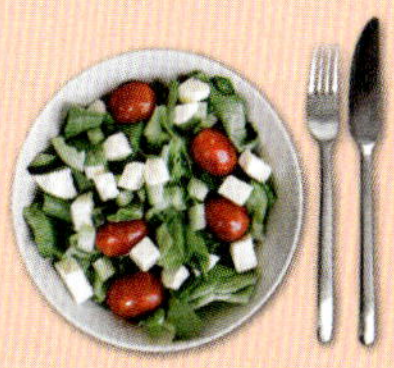

Abendessen:
Gemischter Salat (ca. 50 g grüner Salat, 5 Cherrytomaten, 50 g Gurke, Essig, Rapsöl)
70 g Mozzarella, fettreduziert

Eiweiß (Eiweißpulver, Eiweißriegel etc.) zusätzlich bei Eiweißmangel, Sport und höherem Bedarf

REZEPTTEIL

In diesem Kapitel widmen wir uns voll und ganz der praktischen Umsetzung der Ess- und Trinkempfehlungen nach der Operation.

Die Rezepte sind in folgende Bereiche unterteilt:

- Breiig-weiche Kost
- Übergangskost (leichte Vollkost)
- Eiweiß-Shakes
- Langzeiternährung
- Erfrischende Getränke ohne Zucker
- Erste Hilfe bei Magenbeschwerden

> Sie möchten sich optimal auf die Operation vorbereiten? Dann orientieren Sie sich an der „Langzeiternährung“.

Sie finden also für jeden Zeitpunkt die richtige Auswahl an schmackhaften und gleichzeitig praktikablen Rezepten.

Die meisten Rezepte entsprechen zwei Portionen für Menschen nach Adipositas-Operation in der jeweiligen Phase. So können Sie eine Portion gekühlt für eine weitere Mahlzeit aufbewahren. Bei Speisen, die nicht aufbewahrt werden können oder bei denen nur eine größere Menge zubereitet werden kann (z. B. Brot), weichen die Portionen ab.

Da einige Lebensmittel in Deutschland und Österreich unterschiedliche Bezeichnungen haben, finden Sie ab S. 149 ein kleines Küchenlexikon, das Ihnen bei unbekannten Begriffen weiterhelfen soll.

Hier einige Tipps für preiswerten und gleichzeitig nachhaltigen Einkauf

- **1. Kaufen Sie Obst und Gemüse saisonal!**
  Jede Frucht und jedes Gemüse hat seine Jahreszeit und ist saisonal gekauft auch günstiger!
- **2. Genießen Sie kleine Portionen Fleisch und Fisch, dafür von hoher Qualität!**
  Mit dem Kauf von biologischem Fleisch und Fisch unterstützen Sie eine artgerechte Tierhaltung.

- **3. Kaufen Sie gezielt ein!**
  Schreiben Sie am besten einen Einkaufszettel, so behalten Sie im Supermarkt den Überblick.
- **4. Trinken Sie Leitungswasser!**
  Wasser ist der beste Durstlöscher und obendrein kalorienfrei. Außerdem sparen Sie dabei Geld und Plastik.
- **5. Kochen Sie frisch!**
  Probieren Sie sich durch unsere Rezeptsammlung.

BREIIG-WEICHE KOST

Wir wünschen Ihnen viel Freude beim Nachkochen und genussvolle Momente!

Tagesbeispiel

Mahlzeit	Speisen	Getränke (zwischen den Mahlzeiten)
Frühstück	Eine halbe bis eine Scheibe feines Knäckebrot mit Schinkenaufstrich	1/8 l Kräutertee 1/8 l Wasser 1/8 l Wasser
Zwischenmahlzeit	Joghurt-Pfirsich-Shake (S. 92)	1/8 l Wasser 1/8 l Wasser
Mittagessen	Gemüseeintopf mit Faschiertem (Hackfleisch) (S. 70)	1/8 l Wasser 1/8 l Wasser 1/8 l Wasser
Zwischenmahlzeit	Apfel-Minz-Kompott	1/8 l Wasser 1/8 l Wasser
Abendessen	Gemüseeintopf mit Faschiertem (Hackfleisch) (vom Mittagessen)	1/8 l Wasser 1/8 l Wasser 1/8 l Wasser
Spätmahlzeit	Eiweißpudding (S. 75)	1/8 l Wasser 1/8 l Wasser

SUPPEN

ZUCCHINICREMESUPPE MIT SCHINKEN

Zutaten für 2 Portionen:

- 80 g Zucchini
- 1 kleine, mehlige Kartoffel
- 50 ml Milch (max. 1,8 % Fett)
- 1 gehäufter EL (10 g) Eiweißpulver
- 20 g Schinken
- Ca. 400 ml Gemüsesuppe (Gemüsebrühe)
- 1 EL Petersilie, gehackt (frisch oder tiefgekühlt)
- 1 EL Rapsöl
- Salz

Zubereitung:

Zucchini und Kartoffel putzen, schälen und in Würfel schneiden. Rapsöl in einem Topf erhitzen, Zucchini, Kartoffel und Schinken hell anbraten, mit Gemüsesuppe aufgießen und 10–15 Minuten weich kochen. Milch mit Eiweißpulver glatt rühren, hinzufügen und mit dem Stabmixer fein pürieren. Die Cremesuppe mit Salz abschmecken und mit gehackter Petersilie garnieren.

Tipp: Statt Zucchini können auch Wurzelgemüse (z. B. Knollensellerie, Karotte, gelbe Rübe), Spargel oder Kürbis verwendet werden.

Energie	Eiweiß	Fett	KH	Kalzium
160 kcal	9 g	9 g	10 g	91 mg

GEFLÜGELCREMESUPPE

Zutaten für 2 Portionen:

- 50 g Hühnerfilet
- 1 kleine, mehlige Kartoffel
- 1 kleine Karotte
- Ca. 400 ml Gemüsesuppe (Gemüsebrühe)
- 1 gehäufter EL (10 g) Eiweißpulver
- 1 EL Sauerrahm (saure Sahne)
- 1 EL Petersilie, gehackt (frisch oder tiefgekühlt)
- 1 Thymianzweig
- 1 EL Rapsöl
- Salz

Zubereitung:

Hühnerfilet waschen, mit Küchenpapier trocken tupfen und grob würfeln. Kartoffel und Karotte schälen und in kleine Stücke schneiden. Rapsöl in einem Topf erhitzen und das Fleisch darin hell anbraten. Gemüse und Thymianzweig dazugeben, mit Suppe aufgießen und ca. 10–15 Minuten weich kochen. Eiweißpulver hinzufügen und mit dem Stabmixer pürieren, den Sauerrahm einrühren, mit Salz abschmecken und mit der gehackten Petersilie bestreuen.

Energie	Eiweiß	Fett	KH	Kalzium
176 kcal	12 g	11 g	8 g	62 mg

CREMIGE FISCHSUPPE

Zutaten für 2 Portionen:

- 100 g Fischfilet (z. B. Zanderfilet, frisch oder tiefgekühlt/aufgetaut)
- ½ Fenchelknolle
- 1 kleine Karotte
- 1 TL Tomatenmark
- 1 EL Zitronensaft
- 1 EL Olivenöl
- Ca. 500 ml fettarme Gemüse- oder Fischsuppe
- 1 Msp. Safran
- 2 Thymianzweige
- 2 EL Dill, gehackt (frisch oder tiefgekühlt)
- Salz

Zubereitung:

Das Fischfilet unter kaltem Wasser abspülen, mit Küchenpapier trocken tupfen, mit Zitronensaft beträufeln und salzen. Fenchel putzen, Karotte putzen und schälen, beides grob würfeln und mit dem Fischfilet in heißem Olivenöl von beiden Seiten hell anbraten. Tomatenmark unterrühren, Thymianzweige hinzugeben, mit Suppe aufgießen, sodass Fisch und Gemüse gut bedeckt sind, und langsam köcheln lassen. Wenn das Gemüse weich ist, Thymianzweige herausnehmen und die Suppe mit dem Mixstab pürieren. Zum Schluss Safran dazugeben, mit Salz abschmecken und vor dem Servieren mit gehacktem Dill bestreuen.

Energie	Eiweiß	Fett	KH	Kalzium
159 kcal	12 g	10 g	5 g	102 mg

EIERFLOCKENSUPPE

Zutaten für 2 Portionen:

- 50 g glattes Weizen- oder Dinkelmehl
- 1 Ei
- 50 ml Milch (max. 1,8 % Fett)
- Salz
- Muskatnuss, gemahlen
- 1 EL Petersilie, gehackt (frisch oder tiefgekühlt)
- ½ l Gemüsesuppe

Zubereitung:

Milch mit Ei verquirlen, mit etwas Muskat würzen und das Mehl unterrühren. Diese Masse kurz rasten lassen. Danach in die siedende Gemüsesuppe eintropfen lassen und kurz ziehen lassen. Die Eierflockensuppe mit Salz abschmecken und mit gehackter Petersilie garnieren.

Energie	Eiweiß	Fett	KH	Kalzium
194 kcal	9 g	8 g	23 g	78 mg

KAROTTEN-KURKUMA-SUPPE

Zutaten für 2 Portionen:

80 g Karotte
150 ml Milch (max. 1,8 % Fett)
1 gehäufter EL (10 g) Eiweißpulver
Ca. 400 ml Gemüsesuppe
1 EL Kurkuma (Gelbwurz)
1 EL Koriander, gehackt (frisch oder tiefgekühlt)
1 EL Rapsöl
Salz

Zubereitung:

Karotten putzen, schälen und in Würfel schneiden. Rapsöl in einem Topf erhitzen, Karotten hell anbraten, mit Gemüsesuppe aufgießen und 10–15 Minuten weich kochen. Milch mit Eiweißpulver glatt rühren, hinzufügen und alles zusammen mit dem Stabmixer fein pürieren. Die Cremesuppe mit Kurkuma und Salz abschmecken und mit gehacktem Koriander garnieren.

Energie	91 kcal
Eiweiß	8 g
Fett	4 g
KH	6 g
Kalzium	179 mg

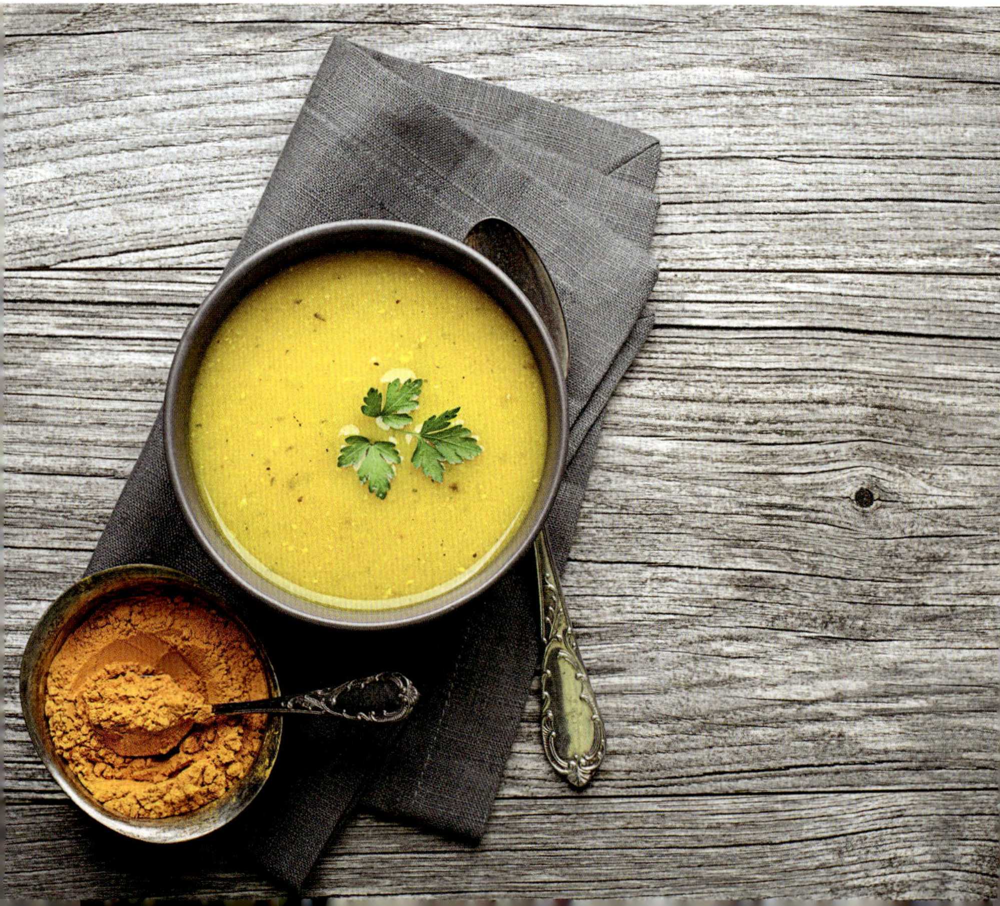

PIKANTE SPEISEN

PÜRIERTES KALBFLEISCH MIT WEICHEM KÜRBIS

Zutaten für 2 Portionen:

- 100 g Kalbfleisch (z. B. Kalbsschulter)
- 2 kleine, mehlige Kartoffeln
- 2 dünne Spalten Kürbis (z. B. Hokkaidokürbis)
- Gemüsesuppe (Gemüsebrühe)
- 1 EL Rapsöl
- 1 TL Majoran, gehackt (frisch oder getrocknet)
- Salz

Zubereitung:

Das Kalbfleisch grob würfeln. Kartoffeln schälen und in kleine Stücke schneiden. Rapsöl in einer Pfanne erhitzen und das Fleisch darin hell anbraten. Kartoffeln und Majoran dazugeben, mit Suppe aufgießen, sodass Fleisch und Kartoffeln gut bedeckt sind, und ca. 15–20 Minuten weich kochen. Kürbis schälen, in ca. 1 cm große Würfel schneiden und in wenig Salzwasser weich kochen, sodass man die Stücke mit der Gabel zerdrücken kann. Die Hühnerfleisch-Kartoffel-Mischung mit dem Stabmixer pürieren, mit Salz abschmecken und mit dem Kürbisgemüse anrichten.

Energie	Eiweiß	Fett	KH	Kalzium
188 kcal	11 g	11 g	12 g	32 mg

PÜRIERTES HÜHNERFILET MIT SALZKARTOFFELN

Zutaten für 2 Portionen:

- 100 g Hühnerfilet
- 60 g Wurzelgemüse (z. B. Karotte und Knollensellerie)
- 2 kleine, mehlige Kartoffeln
- Fettarme Gemüse- oder Hühnersuppe(-brühe)
- 1 TL Olivenöl
- 1 Rosmarinzweig
- 1 EL Petersilie, gehackt (frisch oder tiefgekühlt)
- Salz

Zubereitung:

Das Hühnerfilet waschen und grob würfeln. Wurzelgemüse schälen und in kleine Stücke schneiden. Olivenöl in einem Topf erhitzen und das Fleisch darin hell anbraten. Gemüse und Rosmarinzweig dazugeben, mit Suppe aufgießen, sodass Fleisch und Gemüse gut bedeckt sind, und ca. 10–15 Minuten weich kochen. Die Kartoffeln schälen, vierteln und in wenig Salzwasser weich kochen. Die Hühnerfleisch-Gemüse-Mischung mit dem Stabmixer pürieren, mit den Salzkartoffeln anrichten und mit der gehackten Petersilie bestreuen.

Energie	Eiweiß	Fett	KH	Kalzium
140 kcal	14 g	4 g	11 g	42 mg

GEMÜSEEINTOPF MIT FASCHIERTEM

Zutaten für 2 Portionen:

- 100 g Faschiertes (Hackfleisch), gemischt
- 2 kleine, mehlige Kartoffeln
- 1 kleine Karotte
- 50 g passierte Tomaten
- Gemüsesuppe (Gemüsebrühe)
- 1 EL Rapsöl
- 1 TL Kräuter der Provence
- 1 EL Petersilie, gehackt (frisch oder tiefgekühlt)
- Salz

Zubereitung:

Rapsöl in einem Topf erhitzen und Faschiertes darin hell anbraten. Kartoffeln und Karotte putzen und schälen, in kleine Würfel schneiden und zum Faschierten geben. Mit Suppe und passierten Tomaten aufgießen, sodass alles leicht bedeckt ist, salzen und die Kräuter der Provence zufügen. Den Eintopf 10–15 Minuten köcheln lassen, bis Kartoffeln und Gemüse weich sind, evtl. noch mit Salz und Kräutern abschmecken und mit gehackter Petersilie bestreuen.

Energie	Eiweiß	Fett	KH	Kalzium
208 kcal	12 g	13 g	11 g	30 mg

KABELJAUFILET MIT MELANZANIPÜREE

Zutaten für 2 Portionen:

- 100 g dünne Kabeljaufilets (frisch oder tiefgekühlt/aufgetaut)
- 1 TL Zitronensaft
- 2 EL Dill, gehackt (frisch oder tiefgekühlt)
- 1 EL Olivenöl
- 150 g Melanzani (Auberginen)
- 2 EL leichter Frischkäse
- 2 EL Petersilie, gehackt (frisch oder tiefgekühlt)
- 1 Msp. Kreuzkümmel, gerieben
- 1 Spritzer Zitronensaft
- Salz

Zubereitung:

Die Schale der Melanzani abziehen, Fruchtfleisch würfelig schneiden und in wenig Salzwasser weich dünsten. Kurz abkühlen lassen und mit einer Gabel leicht zerdrücken. Frischkäse, gehackte Petersilie, Kreuzkümmel und einen Spritzer Zitronensaft dazugeben und gut verrühren. Das Fischfilet unter kaltem Wasser abspülen, mit Küchenpapier trocken tupfen, mit Zitronensaft beträufeln und salzen. In Olivenöl von beiden Seiten hell anbraten, Hitze reduzieren und in der zugedeckten Pfanne kurz weiterdünsten. Den fertigen Fisch mit gehacktem Dill bestreuen und mit dem Melanzanipüree anrichten.

Energie	Eiweiß	Fett	KH	Kalzium
114 kcal	12 g	6 g	3 g	54 mg

FISCHFILET IN DER FOLIE MIT KARTOFFEL-KAROTTEN-PÜREE

Zutaten für 2 Portionen:

- 100 g Fischfilet (z. B. Scholle, frisch oder tiefgekühlt/aufgetaut)
- 1 TL Zitronensaft
- 1 EL Olivenöl
- 1 Thymianzweig
- 1 kleine Karotte
- 2 kleine, mehlige Kartoffeln
- 50 ml Milch (max. 1,8 % Fett)
- 1 Msp. Muskatnuss, gerieben
- Salz

Zubereitung:

Kartoffeln und Karotten putzen, schälen und in grobe Würfel schneiden. Das Gemüse in wenig Salzwasser weich dünsten. Milch mit Salz und Muskatnuss kurz aufkochen lassen. Anschließend das Gemüsewasser abgießen und Kartoffeln und Karotte mit dem Kartoffelstampfer zerdrücken. Die gewürzte Milch untermengen und mit einem kleinen Schneebesen glatt rühren. Das Fischfilet unter kaltem Wasser abspülen, mit Küchenpapier trocken tupfen, mit Zitronensaft beträufeln, salzen und auf die mit Öl bestrichene Alufolie legen. Den Thymianzweig dazugeben, in die Folie einschlagen und im vorgeheizten Backofen 10–20 Minuten bei 220° C garen. Den gegarten Fisch aus der Folie nehmen und mit dem Kartoffel-Karotten-Püree anrichten.

Energie	Eiweiß	Fett	KH	Kalzium
150 kcal	11 g	7 g	11 g	70 mg

CREMEPOLENTA MIT BROKKOLIRÖSCHEN

Zutaten für 2 Portionen:

- 30 g Polenta (Maisgrieß)
- 1 EL leichter Frischkäse
- 2 EL Gouda, gerieben
- 100 ml Gemüsesuppe (Gemüsebrühe)
- 100 ml Milch (max. 1,8 % Fett)
- 1 gehäufter EL (10 g) Eiweißpulver
- 4 mittelgroße Brokkoliröschen (100 g)
- Salz

Zubereitung:

Brokkoliröschen waschen und in wenig Salzwasser weich kochen. Gemüsesuppe, Milch und Eiweißpulver in einem Topf verrühren und aufkochen, Polenta einrieseln lassen und mit dem Schneebesen gut durchrühren. Wenn die Masse cremig ist, Frischkäse und Gouda einrühren und mit den Brokkoliröschen warm servieren.

Energie	Eiweiß	Fett	KH	Kalzium
162 kcal	13 g	5 g	16 g	218 mg

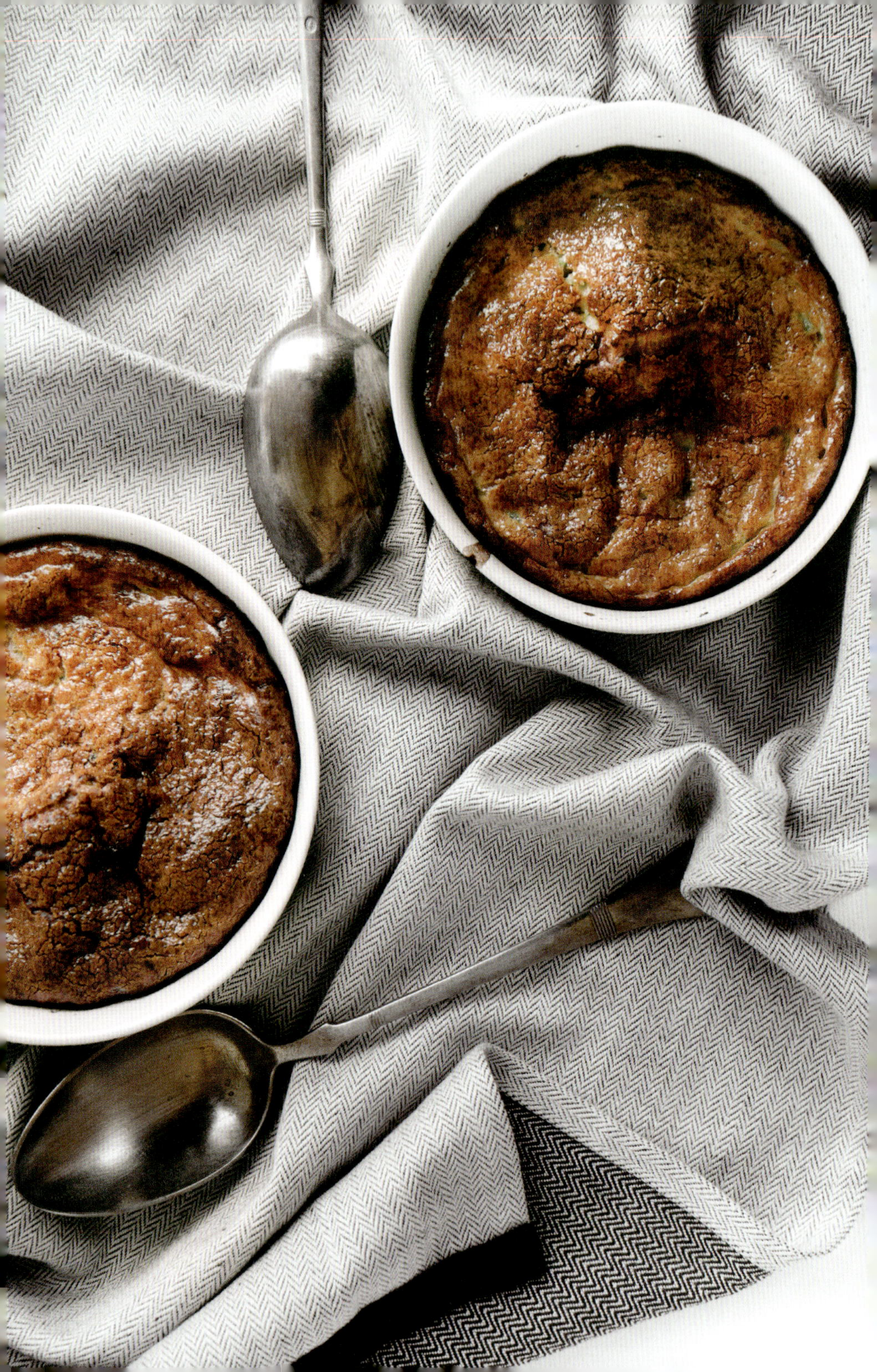

ZUCCHINIFLAN

Zutaten für 4 Portionen (4 Flane):

- ½ Zucchini
- 2 Eier
- 60 g leichter Frischkäse
- 1 EL Olivenöl
- 1 gehäufter EL (10 g) Eiweißpulver
- Kräutersalz
- (wenig Olivenöl zum Ausfetten)

Zubereitung:

Zucchini putzen, waschen, schälen und fein raspeln. Olivenöl in einer Pfanne erhitzen, Zucchini darin hell anbraten und mit Kräutersalz abschmecken. Eier, Frischkäse und Eiweißpulver mixen (am besten mit dem Stabmixer) und mit der geraspelten Zucchini vermischen. Die Masse in kleine, leicht ausgefettete, ofenfeste Förmchen oder Tassen füllen (nur bis zur Hälfte befüllen) und im vorgeheizten Backofen bei 200° C (Heißluft) 15–20 Minuten backen. Die Flane sind fertig, wenn auf einem Holzstäbchen oder einer Gabel keine Masse mehr kleben bleibt.

Energie	Eiweiß	Fett	KH	Kalzium
49 kcal	4 g	3 g	1 g	30 mg

SCHNELLER EIWEISS-FRISCHKÄSE-KUCHEN

Zutaten für 4 Portionen:

- 2 Eier
- 200 g leichter Frischkäse
- 1 gehäufter EL (10 g) Eiweißpulver
- 2 TL Backpulver
- 2 EL Weizen- oder Dinkelmehl (glatt)
- 2 EL Petersilie, gehackt (frisch oder tiefgekühlt)
- Salz
- (wenig Rapsöl zum Ausfetten)

Zubereitung:

Alle Zutaten in eine Schüssel geben und mit dem Stabmixer vermengen (so löst sich auch das Eiweißpulver gut auf). Kleine, ofenfeste Förmchen oder Tassen mit Öl ausfetten, die Teigmasse einfüllen und bei 180° C im vorgeheizten Backofen für 15–20 Minuten backen. Die Kuchen sind fertig, wenn auf einem Holzstäbchen oder einer Gabel keine Masse mehr kleben bleibt.

Tipp: Der Kuchen kann auch in der Mikrowelle zubereitet werden. Je nach Mikrowelle auf höchster Stufe ca. 2–3 Minuten backen. Nach 30 Sekunden einmal kurz unterbrechen und umrühren. Falls nötig, den Kuchen noch etwas länger backen.

Energie	Eiweiß	Fett	KH	Kalzium
99 kcal	13 g	4 g	3 g	96 mg

BASISREZEPTE

EIWEISSREICHES KARTOFFELPÜREE – VARIANTE 1

Für diese kleine Menge benötigen Sie einen sehr kleinen Topf!

Zutaten für 2 Portionen:

- 2 kleine, mehlige Kartoffeln
- 50 ml Milch (max. 1,8 % Fett)
- 1 gehäufter EL (10 g) Eiweißpulver
- ½ TL Rapsöl
- 1 Msp. Muskatnuss, gerieben
- Salz

Zubereitung:
Kartoffeln waschen, in der Schale kochen, noch heiß schälen und mit dem Kartoffelstampfer zerdrücken. Milch erhitzen, das Eiweißpulver in die Milch einrühren und mit der Kartoffelmasse vermischen. Das Kartoffelpüree mit Rapsöl verfeinern und mit Salz und geriebener Muskatnuss abschmecken.

Energie	Eiweiß	Fett	KH	Kalzium
94 kcal	6 g	3 g	11 g	38 mg

EIWEISSREICHES KARTOFFELPÜREE – VARIANTE 2

Zutaten für 2 Portionen:

- 150 ml Milch (max. 1,8 % Fett)
- 1 gehäufter EL (10 g) Eiweißpulver
- 3–4 gehäufte EL Kartoffelpüreepulver
- ½ TL Rapsöl
- 1 Msp. Muskatnuss, gerieben
- Salz

Zubereitung:
Milch mit Eiweißpulver glatt rühren, langsam erhitzen, Salz, Muskat und Rapsöl hinzufügen. Wenn die Milch zu kochen beginnt, von der Herdplatte nehmen, Kartoffelpüreepulver mit einem Schneebesen rasch einrühren und zugedeckt ca. 10 Minuten quellen lassen.

Energie	Eiweiß	Fett	KH	Kalzium
124 kcal	8 g	3 g	17 g	100 mg

GRIESSKOCH

Zutaten für 2 Portionen:

- 250 ml Milch (max. 1,8 % Fett)
- 3 EL (30 g) Dinkel-vollkorngrieß
- 1 gehäufter EL (10 g) Eiweißpulver
- Flüssiger Süßstoff nach Geschmack

Zubereitung:
Milch und Eiweißpulver glatt rühren, Grieß hinzufügen und unter ständigem Rühren auf kleiner Stufe langsam aufkochen lassen. Nach ca. 3 Minuten Kochzeit von der Herdplatte nehmen und mit Süßstoff abschmecken.

Tipp: Verfeinern Sie Ihr Grießkoch nach Herzenslust, z. B. mit Zimt und Apfelmus, Kakao und fein geriebenen Nüssen.

Energie	Eiweiß	Fett	KH	Kalzium
127 kcal	10 g	2 g	17 g	156 mg

BASIS FÜR HAFERBREI

Zutaten für 4 Portionen:

- 5 EL (50 g) Haferflocken, feinblättrig
- 250 ml Wasser

Zubereitung:
Haferflocken in Wasser auf kleiner Stufe ca. 20 Minuten köcheln lassen. Am besten eignet sich dafür ein kleiner, beschichteter Topf. Anschließend 10 Minuten ziehen lassen. Es entsteht ein sehr dicker, stichfester Brei. Diesen Brei können Sie im Kühlschrank ca. 3 Tage aufbewahren. Der Basis-Haferbrei kann mit Milch, Obstmus, Banane, Zimt, Kakao etc. weiterverarbeitet werden.

Energie	Eiweiß	Fett	KH	Kalzium
46 kcal	2 g	1 g	8 g	10 mg

EIWEISSPUDDING

Zutaten für 2 Portionen:

- 20 g Puddingpulver nach Geschmack
- 250 ml Milch (max. 1,8 % Fett)
- 1 gehäufter EL (10 g) Eiweißpulver
- Flüssiger Süßstoff nach Geschmack

Zubereitung:
Puddingpulver und Eiweißpulver mit ca. 6 EL Milch glatt rühren. Die restliche Milch aufkochen, das angerührte Pulver mit einem Schneebesen einrühren. Pudding unter Rühren aufkochen lassen, mit Süßstoff abschmecken und in kalte Schüsseln füllen.

Energie	Eiweiß	Fett	KH	Kalzium
116 kcal	8 g	2 g	16 g	156 mg

BASIS FÜR HIRSEBREI

Vier Portionen für die ersten Wochen oder zwei Portionen für die Dauerernährung

Zutaten für 2 bzw. 4 Portionen:

- 5 EL (50 g) Hirse
- 250 ml Wasser

Zubereitung:

Hirse in Wasser auf kleiner Stufe ca. 20 Minuten köcheln lassen. Am besten eignet sich dafür ein kleiner, beschichteter Topf. Anschließend 10 Minuten zugedeckt ziehen lassen. Die Hirse soll weich, aber trocken und körnig sein.

Diesen Brei können Sie im Kühlschrank ca. 3 Tage aufbewahren. Hirsebrei kann süß oder salzig weiterverarbeitet werden.

Energie	Eiweiß	Fett	KH	Kalzium
44 kcal	1 g	0,5 g	9 g	6 mg

Tipp: Gekochte Hirse portionsweise einfrieren.

CLOUD-BREAD (WOLKENBROT)

Vier Portionen für die ersten Wochen oder zwei Portionen für die Dauerernährung

Zutaten für 6 kleine Fladen:

- 3 Eier
- 3 EL Frischkäse leicht
- 1 Msp. Backpulver
- 1 Prise Salz
- Evtl. Rosmarin, Thymian, Sesam zum Bestreuen

Zubereitung:

Backofen auf 150° C vorheizen und ein Backblech mit Backpapier auslegen. Eier trennen. Eigelb mit Frischkäse und Salz verrühren, Eiweiß und Backpulver mit einem Handmixer steif schlagen. Eiweiß vorsichtig unter die Eigelb-Frischkäse-Masse heben. Aus der Masse kleine Fladen auf das Backpapier setzen und 20–30 Minuten backen, bis die Fladen goldbraun sind.

Das Wolkenbrot kann nach Belieben z. B. mit Rosmarin, Thymian oder (in der Dauerernährung) Sesam bestreut werden.

Pro Flade:

Energie	Eiweiß	Fett	KH	Kalzium
53 kcal	5 g	3 g	1 g	30 mg

SÜSSE SPEISEN

MILCH-HAFER-BREI MIT APFEL

Zutaten für 1 Portion:

- 2 EL Haferbrei (Basisrezept siehe S. 75)
- 3 EL Milch (max. 1,8 % Fett)
- 1 TL (5 g) Eiweißpulver
- 2 EL Apfelmus
- 1 Msp. Zimt
- Flüssiger Süßstoff nach Geschmack

Zubereitung:
Milch mit Eiweißpulver glatt rühren, Haferbrei hinzufügen und mit einer Gabel so lange drücken und rühren, bis keine Klümpchen mehr zu sehen sind. Apfelmus unterrühren und mit Zimt und Süßstoff abschmecken.

Energie	Eiweiß	Fett	KH	Kalzium
91 kcal	7 g	2 g	12 g	49 mg

SCHOKO-HIRSE-BREI MIT BANANE

Zutaten für 1 Portion:

- 2 EL Hirsebrei (Basisrezept siehe S. 76)
- 4 EL Milch (max. 1,8 % Fett)
- 1 Msp. Magerkakaopulver
- 1 TL (5 g) Eiweißpulver
- 1/3 Banane, feinblättrig geschnitten
- Flüssiger Süßstoff nach Geschmack

Zubereitung:
Milch mit Eiweißpulver und Magerkakaopulver glatt rühren, Hirse hinzufügen und mit Süßstoff abschmecken. Schoko-Hirse-Brei mit Bananenscheiben garnieren.

Energie	Eiweiß	Fett	KH	Kalzium
112 kcal	7 g	2 g	17 g	59 mg

PFIRSICH-MINZ-KOMPOTT

Zutaten für 2 Portionen:

- Ca. 150 ml Wasser
- 2 kleine, reife Pfirsiche, geschält und entsteint
- 1 TL Zitronensaft
- 1 Handvoll Minze
- Flüssiger Süßstoff nach Geschmack

Zubereitung:
Wasser mit Minze und Zitronensaft aufkochen. Pfirsiche in Spalten schneiden, zum Minzwasser geben und kurz bei geringer Hitze zugedeckt köcheln lassen, bis die Pfirsiche weich sind. Das Kompott mit Süßstoff abschmecken.

Tipp: Statt Pfirsichen können auch Marillen (Aprikosen), Äpfel oder Birnen verwendet werden.

Energie	Eiweiß	Fett	KH	Kalzium
26 kcal	0,5 g	0,1 g	6 g	9 mg

AUFSTRICHE

TOPFEN-BASILIKUM-AUFSTRICH

Zutaten für 4 Portionen:

- 80 g Magertopfen (Magerquark)
- 50 ml Milch (max. 1,8 % Fett)
- 1 gehäufter EL (10 g) Eiweißpulver
- 1 Handvoll Basilikum, fein gehackt (frisch oder tiefgekühlt)
- Salz

Zubereitung:
Magertopfen mit Basilikum und Salz verrühren. Milch mit dem Eiweißpulver glatt rühren und mit dem Basilikumtopfen vermischen.

Energie	Eiweiß	Fett	KH	Kalzium
30 kcal	5 g	0,3 g	2 g	44 mg

SCHINKENAUFSTRICH

Zutaten für 4 Portionen:

- 80 g Magertopfen (Magerquark)
- 50 ml Milch (max. 1,8 % Fett)
- 20 g Schinken
- 1 gehäufter EL (10 g) Eiweißpulver
- 1 EL Petersilie, fein gehackt (frisch oder tiefgekühlt)
- Salz

Zubereitung:
Schinken in sehr feine Streifen schneiden und mit dem Magertopfen und der gehackten Petersilie vermischen. Milch mit dem Eiweißpulver glatt rühren und zugeben. Die Masse mit Salz abschmecken und mit dem Stabmixer pürieren.

Energie	Eiweiß	Fett	KH	Kalzium
36 kcal	6 g	0,5 g	2 g	46 mg

ÜBERGANGSKOST (LEICHTE VOLLKOST)

Tagesbeispiel

Mahlzeit	Speisen	Getränke (zwischen den Mahlzeiten)
Frühstück	Eine halbe bis zwei Scheiben Mischbrot mit leichtem Thunfisch-aufstrich	1/8 l Kräutertee 1/8 l Wasser 1/8 l Wasser
Zwischenmahlzeit	Joghurt-Himbeer-Shake (S. 89)	1/8 l Wasser 1/8 l Wasser
Mittagessen	Putengeschnetzeltes mit Couscous (S. 84)	1/8 l Wasser 1/8 l Wasser 1/8 l Wasser
Zwischenmahlzeit	50–80 g Wassermelone	1/8 l Wasser 1/8 l Wasser
Abendessen	Putengeschnetzeltes mit Couscous (vom Mittagessen)	1/8 l Wasser 1/8 l Wasser 1/8 l Wasser
Spätmahlzeit	Bananen-Hafer-Milch (S. 91)	1/8 l Wasser 1/8 l Wasser

PIKANTE SPEISEN

CREMIGE ZUCCHININUDELN

Zutaten für 2 Portionen:

- ½ Zucchini
- 40 g Penne oder Spiralen
- 1 EL Olivenöl
- 1 EL leichter Frischkäse
- 50 ml fettarme Milch (max. 1,8 % Fett)
- 1 gehäufter EL (10 g) Eiweißpulver
- 1 Spritzer Zitronensaft
- Salz

Zubereitung:
Eiweißpulver mit der Milch glatt rühren, mit dem Frischkäse vermischen und mit Salz und Zitronensaft abschmecken. Zucchini schälen, halbieren und in dünne Scheiben schneiden. Teigwaren nach Packungsanleitung in reichlich kochendem Salzwasser bissfest garen. Olivenöl in einer kleinen, beschichteten Pfanne erhitzen. Zucchini bei mittlerer Hitze langsam weich dünsten. Frischkäse zuerst mit den Zucchinischeiben und dann mit den Teigwaren vermischen.

Tipp: Verwenden Sie Vollkornnudeln, um den Ballaststoffgehalt zu erhöhen!

Energie	Eiweiß	Fett	KH	Kalzium
164 kcal	10 g	6 g	17 g	70 mg

FOLIENKARTOFFEL MIT LANDFRISCHKÄSE-DIP

Zutaten für 2 Portionen:

- 2 kleine Kartoffeln
- 50 g Landfrischkäse (Cottage Cheese)
- 50 ml Milch (max. 1,8 % Fett)
- 1 gehäufter EL (10 g) Eiweißpulver
- 1 EL Petersilie, gehackt (frisch oder tiefgekühlt)
- Salz

Zubereitung:
Kartoffeln gut waschen, in Alufolie einwickeln und für ca. 30 Minuten im vorgeheizten Backofen bei 200° C garen. Eiweißpulver mit Milch glatt rühren, mit dem Landfrischkäse vermischen und mit Salz und gehackter Petersilie abschmecken. Kartoffeln schälen und mit dem Landfrischkäse-Dip servieren.

Energie	Eiweiß	Fett	KH	Kalzium
96 kcal	10 g	1 g	12 g	75 mg

TOFU AUF MEDITERRANE ART

Zutaten für 2 Portionen:

- 100 g Tofu natur
- 20 g Mozzarella
- ¼ Melanzani (Aubergine)
- 1 EL Tomatenmark
- 1 EL Olivenöl
- 1 EL Basilikum, gehackt (frisch oder getrocknet)
- Salz

Zubereitung:

Melanzani waschen und in kleine Würfel schneiden. Olivenöl in einer kleinen, beschichteten Pfanne erhitzen und das Gemüse bei mittlerer Hitze weich dünsten. Tofu in kleine Würfel schneiden, mit dem Tomatenmark zum Gemüse geben und mitdünsten. Mit Salz abschmecken. Klein gewürfelten Mozzarella und gehacktes Basilikum über die Tofu-Gemüse-Pfanne streuen.

Energie	Eiweiß	Fett	KH	Kalzium
138 kcal	10 g	10 g	2 g	116 mg

LACHS MIT FENCHELGEMÜSE

Zutaten für 2 Portionen:

- 100 g Lachsfilet
- ½ Fenchelknolle
- 1 EL Weizenmehl
- 50 ml Milch (1,8 % Fett)
- 1 unbehandelte Zitrone
- 1 EL Olivenöl
- 1 EL Dill, gehackt (frisch oder tiefgekühlt)
- Salz

Zubereitung:

Fenchel putzen, halbieren, feinblättrig schneiden und in wenig Salzwasser weich dünsten. Fenchelgemüse mit Mehl stäuben, kurz umrühren, mit Milch aufgießen und kurz einkochen lassen. Mit Salz und gehacktem Dill abschmecken. Lachsfilets waschen und mit Küchenpapier trocken tupfen. Aus Olivenöl, etwas abgeriebener Zitronenschale, Zitronensaft und Salz eine Marinade herstellen und den Fisch kurz darin ziehen lassen. Eine beschichtete Pfanne erhitzen. Lachsfilets darin bei mittlerer Hitze auf jeder Seite ca. 3 Minuten braten und mit Fenchelgemüse servieren.

Energie	Eiweiß	Fett	KH	Kalzium
164 kcal	12 g	9 g	10 g	72 mg

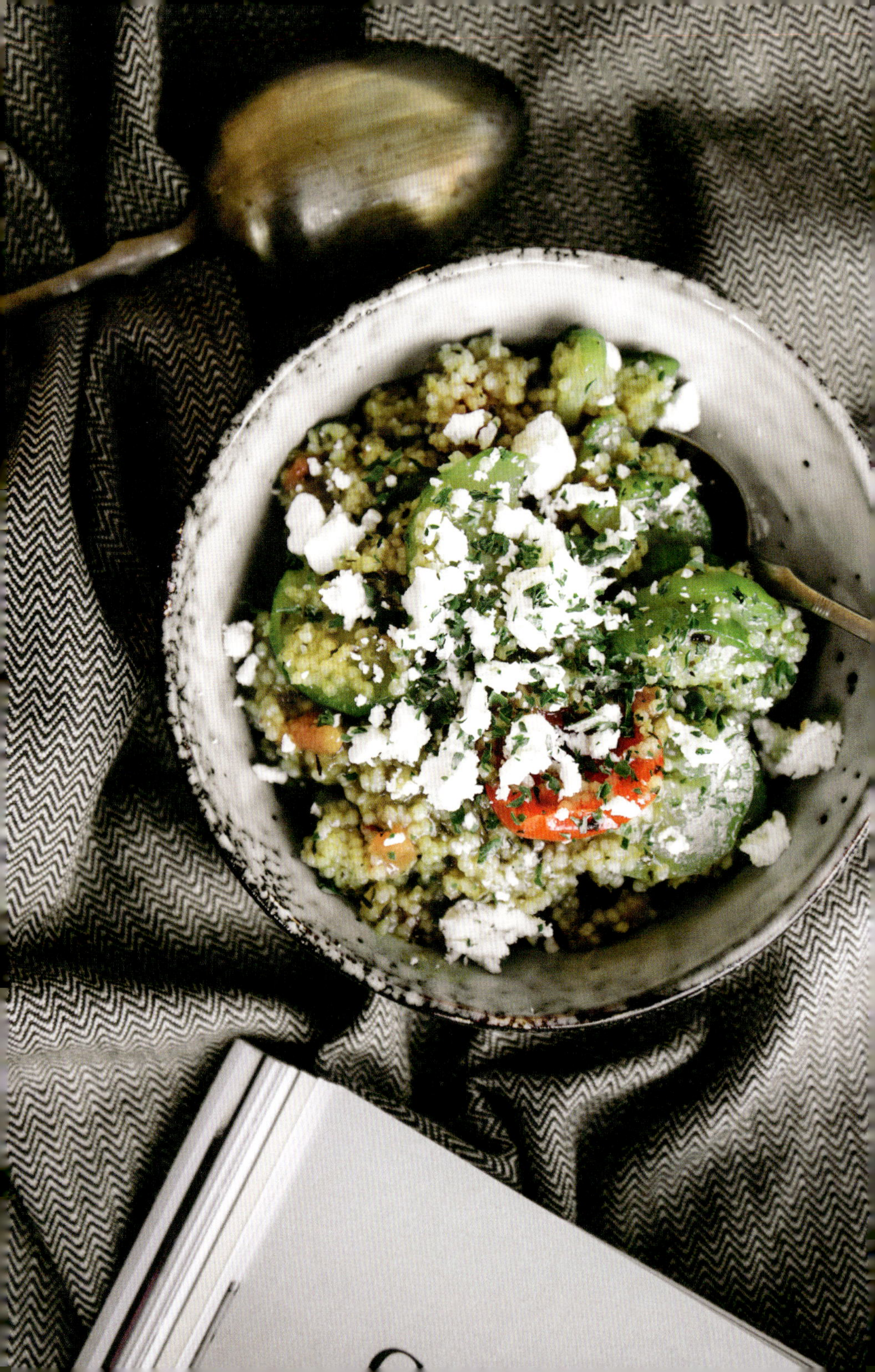

HIRSE-GEMÜSE-PFANNE MIT FETA

Zutaten für 2 Portionen:

- 2 EL (25 g) Hirse
- ¼ l Gemüsesuppe (Gemüsebrühe)
- ½ Zucchini
- 2 Cherrytomaten
- 20 g Feta leicht
- 1 EL Oregano, gehackt (frisch oder getrocknet)
- 1 EL Olivenöl
- Salz

Zubereitung:

Hirse in ⅛ l Gemüsesuppe auf kleiner Stufe ca. 20 Minuten köcheln lassen. Danach 10 Minuten zugedeckt quellen lassen. Die Hirse soll weich, aber trocken und körnig sein. Zucchini putzen, schälen, der Länge nach halbieren und in dünne Scheiben schneiden. Cherrytomaten waschen und halbieren. Zucchinischeiben in Olivenöl kurz hell anbraten und mit Salz und Oregano würzen. Restliche Gemüsesuppe und Tomaten zugeben, aufkochen und das Gemüse köcheln lassen, bis es weich ist. Hirse zum Gemüse geben, gut durchmischen und den fein zerbröckelten Schafskäse über die Hirse-Gemüse-Pfanne verteilen.

Tipp: Statt Hirse können auch 50 g Quinoa, Bulgur oder Couscous verwendet werden.

Energie	Eiweiß	Fett	KH	Kalzium
153 kcal	5 g	10 g	12 g	90 mg

SPARGEL-KARTOFFEL-TORTILLA

Zutaten für 2 Portionen:

- 2 kleine Kartoffeln
- 1 Stück grüner Spargel (frisch oder eingelegt)
- 2 Eier
- 1 Blatt Schinken
- 1 EL Rapsöl
- Salz
- Rosmarin, fein gerebelt (getrocknet oder frisch)

Zubereitung:

Kartoffeln schälen, kleinwürfelig schneiden und weich kochen. Spargel schälen (bei Bedarf), holzige Enden entfernen und würfelig schneiden. Schinken in feine Streifen schneiden. Rapsöl in einer kleinen, beschichteten Pfanne erhitzen und Kartoffel- und Spargelwürfel darin leicht anbraten. Mit Salz und Rosmarin würzen. Eier in einer Schüssel verquirlen, salzen und zum Gemüse geben. Schinkenstreifen darüberstreuen und einige Minuten bei mittlerer Hitze unter vorsichtigem Rühren leicht stocken lassen. Die Tortilla wenden und auf der zweiten Seite stocken lassen. Die Spargel-Kartoffel-Tortilla in Stücke geschnitten servieren.

Energie	Eiweiß	Fett	KH	Kalzium
196 kcal	11 g	12 g	10 g	53 mg

HÜHNERFILET AUF ROTE-RÜBEN-WÜRFELN

Zutaten für 2 Portionen:

- 100 g Hühnerbrustfilet
- 50 g Rote Rübe (Rote Bete), gekocht und gewürfelt
- 10 g leichter Frischkäse
- 50 ml Gemüsesuppe (Gemüsebrühe)
- 1 EL Rapsöl
- 1 Msp. Kümmel, gemahlen
- Petersilie, gehackt (frisch oder tiefgekühlt)
- Salz

Zubereitung:
Hühnerbrustfilet abspülen, mit Küchenpapier trocken tupfen und salzen. In einer beschichteten Pfanne in Rapsöl auf beiden Seiten hell anbraten, herausnehmen, beiseite stellen und mit Alufolie zudecken. Die gewürfelte Rote Rübe in derselben Pfanne wärmen. Mit Gemüsesuppe aufgießen, Frischkäse einrühren und mit Salz, Kümmel und Petersilie abschmecken. Hühnerbrustfilet in Streifen schneiden und mit den Rote-Rüben-Würfeln anrichten.

Energie	Eiweiß	Fett	KH	Kalzium
134 kcal	15 g	7 g	3 g	30 mg

PUTENGESCHNETZELTES MIT COUSCOUS

Zutaten für 2 Portionen:

- 100 g Putenbrustfilet
- 50 g Couscous
- 100 ml Gemüsesuppe (Gemüsebrühe)
- 20 g Landfrischkäse
- 4 Brokkoliröschen (frisch oder tiefgekühlt)
- 1 EL Olivenöl
- 1 EL Petersilie, gehackt (frisch oder tiefgekühlt)
- 1 EL Korianderblätter, gehackt (frisch)
- Salz

Zubereitung:
Couscous in eine Schüssel geben, mit heißer Suppe aufgießen, Brokkoliröschen dazugeben und zugedeckt ausquellen lassen. Mit Frischkäse, Petersilie, Koriander und Salz vermengen. Putenbrustfilet abspülen, mit Küchenpapier trocken tupfen, in Streifen schneiden und salzen. In einer beschichteten Pfanne in Olivenöl auf beiden Seiten sanft anbraten.

Die Putenstreifen auf dem Gemüse-Couscous anrichten.

Energie	Eiweiß	Fett	KH	Kalzium
196 kcal	17 g	9 g	11 g	107 mg

SÜSSE SPEISEN

PFIRSICHCREME

Zutaten für 1–2 Portionen:

- 100 g Topfen (20 % F. i. T.) (Quark)
- 50 g Milch (max. 1,8 % Fett)
- 1 gehäufter EL (10 g) Eiweißpulver
- 50 g Pfirsiche (aus der Dose)
- Wenig flüssiger Süßstoff nach Geschmack

Zubereitung:

Eiweißpulver, Milch und Pfirsiche mit dem Stabmixer pürieren. Topfen unterrühren und mit Süßstoff abschmecken.

Tipp: Die Creme kann auch mit Äpfeln, Birnen oder Marillen (Aprikosen) aus der Dose zubereitet werden. Achten Sie darauf, dass die Dosenfrüchte ungezuckert sind.

Energie	Eiweiß	Fett	KH	Kalzium
174 kcal	23 g	1 g	17 g	191 mg

ERDBEER-BANANEN-CREME

Zutaten für 1–2 Portionen:

- ½ Banane
- 2 Erdbeeren (frisch oder tiefgekühlt)
- 50 g Joghurt (1 % Fett)
- 1 gehäufter EL (10 g) Eiweißpulver
- 50 ml Milch (max. 1,8 % Fett)
- Wenig flüssiger Süßstoff nach Geschmack

Zubereitung:

Eiweißpulver mit Milch glatt rühren und mit dem Joghurt vermischen. Banane und Erdbeeren mixen. Die beiden Cremen je nach Geschmack mit Süßstoff süßen. Joghurtcreme in kleine Gläser füllen und mit der Erdbeer-Bananen-Creme übergießen.

Energie	Eiweiß	Fett	KH	Kalzium
110 kcal	5 g	1 g	19 g	143 mg

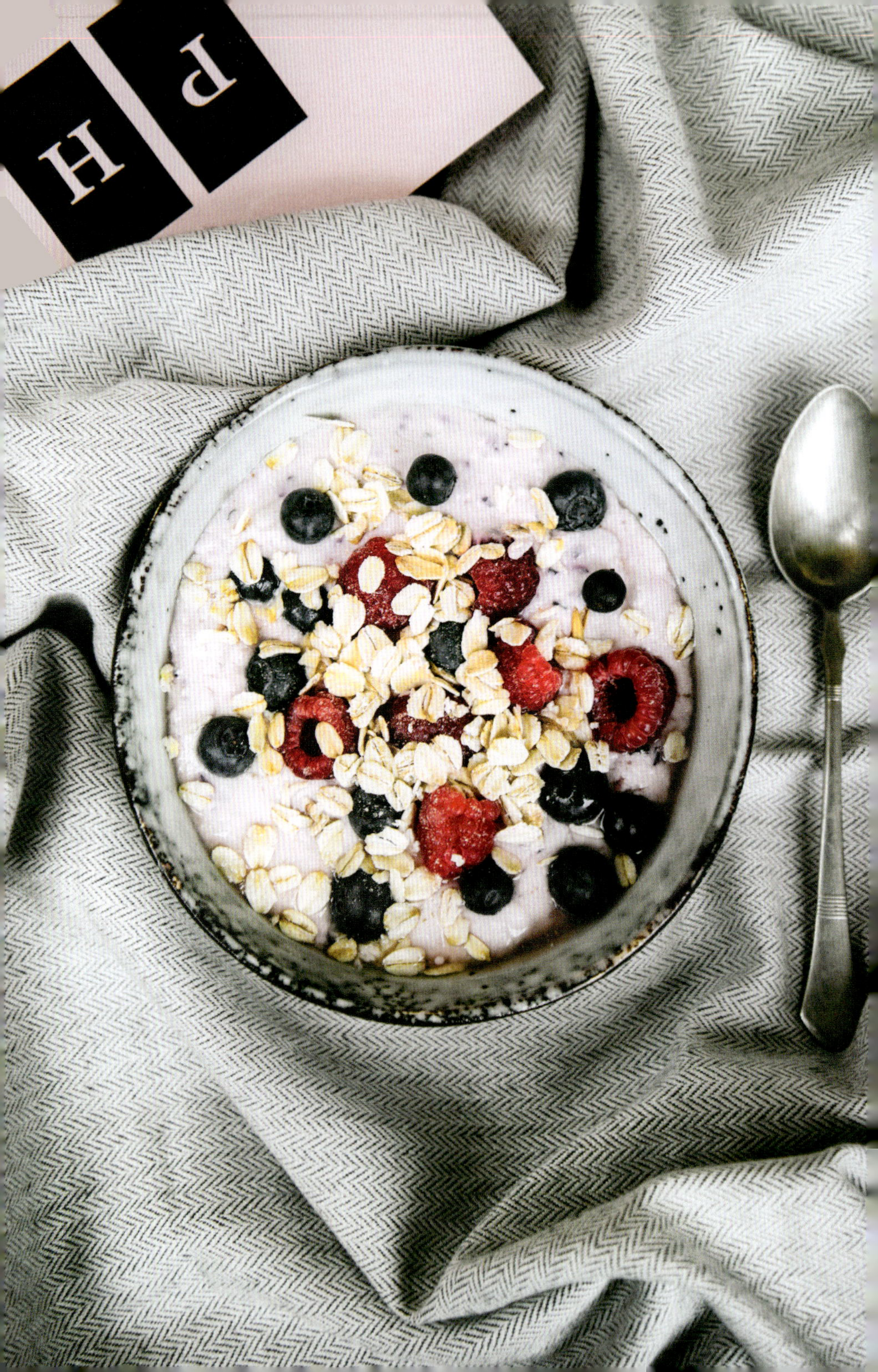

TOPFEN-BEEREN-CREME

Zutaten für 1–2 Portionen:

- 100 g Topfen (20 % F. i. T.) (Quark)
- 50 g Milch (max. 1,8 % Fett)
- 1 gehäufter EL (10 g) Eiweißpulver
- 50 g Waldbeeren, gemischt (frisch oder tiefgekühlt)
- Flüssiger Süßstoff nach Geschmack

Zubereitung:

Eiweißpulver, Milch und Beeren mit dem Stabmixer pürieren. Topfen unterrühren und mit Süßstoff abschmecken.

Energie	Eiweiß	Fett	KH	Kalzium
171 kcal	23 g	1 g	15 g	197 mg

AUFSTRICHE

KRÄUTER-SCHINKEN-AUFSTRICH

Zutaten für 2 Portionen:

- 80 g Magertopfen (Magerquark)
- 50 ml Milch (max. 1,8 % Fett)
- 2 Blatt Schinken
- 1 gehäufter EL (10 g) Eiweißpulver
- 1 EL Petersilie, fein gehackt (frisch oder tiefgekühlt)
- Salz

Zubereitung:
Schinken in kleine Würfel schneiden und mit dem Magertopfen und der gehackten Petersilie vermischen. Milch mit dem Eiweißpulver glatt rühren und zugeben. Den Aufstrich mit Salz abschmecken.

Energie	Eiweiß	Fett	KH	Kalzium
36 kcal	6 g	0,5 g	2 g	46 mg

LEICHTER THUNFISCHAUFSTRICH

Zutaten für 2 Portionen:

- 80 g leichter Frischkäse
- 50 ml Milch (max. 1,8 % Fett)
- 20 g Thunfisch in Salzlake
- 1 Spritzer Zitronensaft
- 1 gehäufter EL (10 g) Eiweißpulver
- 1 EL Petersilie, gehackt (frisch oder tiefgekühlt)
- Salz

Zubereitung:
Thunfisch abtropfen lassen. Mit Frischkäse, Petersilie und Zitronensaft vermischen. Milch mit dem Eiweißpulver glatt rühren und zugeben. Den Aufstrich mit Salz abschmecken.

Energie	Eiweiß	Fett	KH	Kalzium
44 kcal	6 g	1 g	2 g	46 mg

EIWEISS-SHAKES

Alle Shakes sind sowohl für den Kostaufbau (breiig-weiche Kost und Übergangskost) als auch für die Langzeiternährung geeignet. Portionsgröße pro Shake: 200–250 ml

Wichtig: Die Portionsgröße von 200–250 ml ist im Kostaufbau zu groß. Sie können einen Shake auf zwei Portionen aufteilen.

Tipp: Die Milchprodukte (Milch, Joghurt, Buttermilch, Topfen/Quark) können durch laktosefreie Produkte oder durch Produkte auf Sojabasis ersetzt werden.

JOGHURT-HIMBEER-SHAKE

Zutaten:

- 100 ml Joghurt (1 % Fett)
- 80 ml Milch (max. 1,8 % Fett)
- 30 g Himbeeren (frisch oder tiefgekühlt)
- 1 gehäufter EL (10 g) Eiweißpulver
- Flüssiger Süßstoff nach Geschmack

Zubereitung:
Alle Zutaten mit dem Mixstab zu einem cremigen Shake pürieren.

Energie	Eiweiß	Fett	KH	Kalzium
122 kcal	15 g	2 g	10 g	256 mg

KOKOS-MANGO-SHAKE

Zutaten:

- 100 ml Milch (max. 1,8 % Fett)
- 50 ml Kokoswasser oder Kokosmilch light
- 2 EL Mangomus oder Mangomark
- 1 Spritzer Zitronensaft
- 1 gehäufter EL (10 g) Eiweißpulver
- Flüssiger Süßstoff nach Geschmack

Zubereitung:
Alle Zutaten mit dem Mixstab zu einem cremigen Shake pürieren.

Energie	Eiweiß	Fett	KH	Kalzium
115 kcal	11 g	2 g	12 g	146 mg

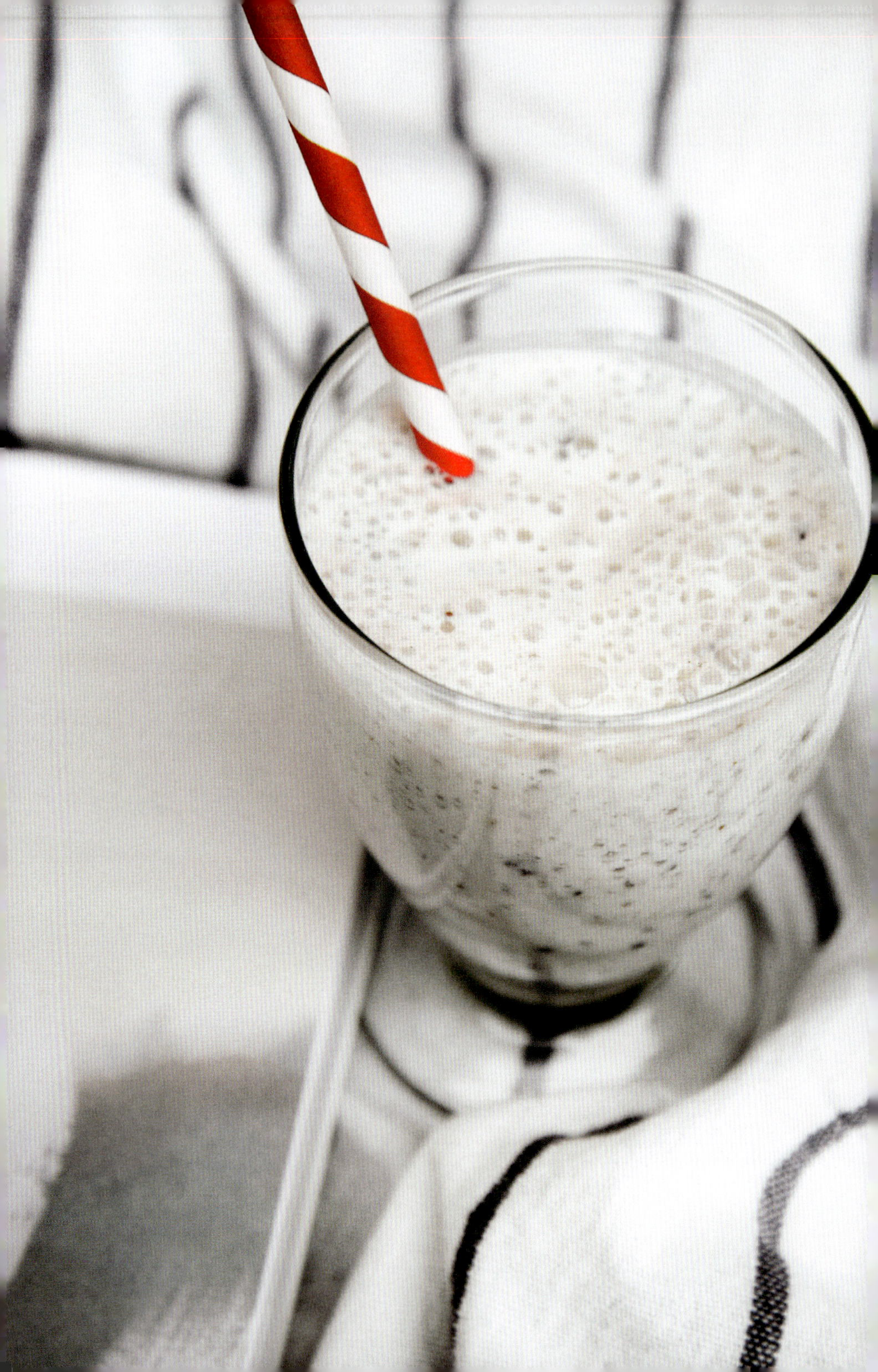

VANILLE-HEIDELBEER-SHAKE

Zutaten:

- 100 g Vanillejoghurt (max. 1,5 % Fett)
- 80 ml Milch (max. 1,8 % Fett)
- 30 g Heidelbeeren (frisch oder tiefgekühlt)
- 1 gehäufter EL (10 g) Eiweißpulver
- Flüssiger Süßstoff nach Geschmack

Zubereitung:
Alle Zutaten mit dem Mixstab zu einem cremigen Shake pürieren.

Energie	Eiweiß	Fett	KH	Kalzium
125 kcal	15 g	2 g	12 g	248 mg

BANANEN-HAFER-MILCH

Zutaten:

- ½ Banane
- 150 ml Milch (max. 1,8 % Fett)
- 1 gehäufter EL (10 g) Eiweißpulver
- 1 TL Haferkleie
- Flüssiger Süßstoff nach Geschmack

Zubereitung:
Banane, Milch und Eiweißpulver mit dem Mixstab pürieren. Die Haferkleie und den Süßstoff einrühren.

Energie	Eiweiß	Fett	KH	Kalzium
161 kcal	14 g	3 g	19 g	194 mg

BUTTERMILCH-ERDBEER-SHAKE

Zutaten:

- 100 ml Buttermilch
- 80 ml Milch (max. 1,8 % Fett)
- 50 g Erdbeeren (frisch oder tiefgekühlt)
- 1 gehäufter EL (10 g) Eiweißpulver
- Flüssiger Süßstoff nach Geschmack

Zubereitung:
Alle Zutaten mit dem Mixstab zu einem cremigen Shake pürieren.

Energie	Eiweiß	Fett	KH	Kalzium
126 kcal	14 g	2 g	12 g	226 mg

KAKAO-MANDEL-MILCH

Zutaten:

- 100 ml Milch (max. 1,8 % Fett)
- 80 ml Mandelmilch ungesüßt
- 1 TL Kakaopulver
- 1 gehäufter EL (10 g) Eiweißpulver
- Flüssiger Süßstoff nach Geschmack

Zubereitung:
Alle Zutaten mit dem Mixstab zu einem cremigen Shake pürieren.

Energie	Eiweiß	Fett	KH	Kalzium
112 kcal	11 g	5 g	6 g	129 mg

CHOCOCCINO

Zutaten:

- 200 ml Milch (max. 1,8 % Fett)
- ½ TL Kakaopulver
- 1 TL Instant-Kaffeepulver (mild)
- 1 gehäufter EL (10 g) Eiweißpulver
- Flüssiger Süßstoff nach Geschmack

Zubereitung:
Alle Zutaten mit dem Mixstab zu einem cremigen Shake verrühren.

Energie	Eiweiß	Fett	KH	Kalzium
148 kcal	16 g	6 g	13 g	257 mg

JOGHURT-PFIRSICH-SHAKE

Zutaten:

- 100 ml Joghurt (1 % Fett)
- 80 ml Milch (max. 1,8 % Fett)
- ½ reifer Pfirsich
- 1 gehäufter EL (10 g) Eiweißpulver
- Flüssiger Süßstoff nach Geschmack

Zubereitung:
Pfirsich schälen, entkernen und in grobe Würfel schneiden. Restliche Zutaten zugeben und das Fruchtfleisch mit dem Mixstab zu einem cremigen Shake pürieren.

Tipp: Statt des Pfirsichs kann auch eine reife, geschälte Nektarine verwendet werden.

Energie	Eiweiß	Fett	KH	Kalzium
132 kcal	15 g	2 g	13 g	248 mg

MANGO-LASSI

Zutaten:

- 100 ml Joghurt (1 % Fett)
- 80 ml Milch (max. 1,8 % Fett)
- 2 EL Mangomus oder Mangomark
- 1 Spritzer Limettensaft
- 1 gehäufter EL (10 g) Eiweißpulver
- Je 1 Msp. Zimt und Kardamom, gemahlen
- Flüssiger Süßstoff nach Geschmack

Zubereitung:
Alle Zutaten mit dem Mixstab zu einem cremigen Shake pürieren.

Energie	Eiweiß	Fett	KH	Kalzium
137 kcal	15 g	2 g	14 g	261 mg

AYRAN-SHAKE MIT MINZE

Zutaten:

- 100 ml Ayran (Joghurtgetränk)
- 50 ml Milch (max. 1,8 % Fett)
- 1 Spritzer Zitronensaft
- 1 Handvoll frische Minzblätter
- 1 gehäufter EL (10 g) Eiweißpulver
- Flüssiger Süßstoff nach Geschmack

Zubereitung:
Alle Zutaten mit dem Mixstab zu einem cremigen Shake pürieren.

Tipp: In der Langzeiternährung können Sie noch eine geschälte Minigurke mitpürieren.

Energie	Eiweiß	Fett	KH	Kalzium
121 kcal	11 g	6 g	6 g	136 mg

TOPFEN-WALDBEER-SHAKE

Zutaten:

50 g Magertopfen (Magerquark)
100 ml Milch (max. 1,8 % Fett)
30 g Waldbeeren, gemischt (frisch oder tiefgekühlt)
1 gehäufter EL (10 g) Eiweißpulver
Wenig flüssiger Süßstoff nach Geschmack

Zubereitung:

Alle Zutaten mit dem Mixstab zu einem cremigen Shake pürieren.

Energie
143 kcal
Eiweiß
18 g
Fett
2 g
KH
12 g
Kalzium
193 mg

LANGZEITERNÄHRUNG

Tagesbeispiel

Mahlzeit	Speisen	Getränke (zwischen den Mahlzeiten)
Frühstück	1–2 Scheiben Vollkornbrot mit Tilsiter, Gurke und Radieschen	⅛ l Kräutertee ⅛ l Wasser ⅛ l Wasser
Zwischenmahlzeit	Selbstgemachter Eiweißriegel (S. 143)	⅛ l Wasser ⅛ l Wasser
Mittagessen	Knuspriger Lachs mit Ofengemüse (S. 127)	⅛ l Wasser ⅛ l Wasser ⅛ l Wasser
Zwischenmahlzeit	Stracciatella-Topfen-Creme (S. 143)	⅛ l Wasser ⅛ l Wasser
Abendessen	Rührei mit Tomaten-Basilikum-Toast (S. 105)	⅛ l Wasser ⅛ l Wasser ⅛ l Wasser
Spätmahlzeit	Joghurt-Himbeer-Shake (S. 89)	⅛ l Wasser ⅛ l Wasser

FRÜHSTÜCKSREZEPTE

Das Frühstück ist für viele leider nicht die wichtigste Mahlzeit des Tages, jedoch ist nachgewiesen, dass Menschen, die das Frühstück entfallen lassen, häufiger an Übergewicht leiden als FrühstückerInnen. Ein süßes Frühstück mit Semmel (Brötchen), Brioche, Butter und Marmelade ist hie und da zwar köstlich, aber nach einer Adipositas-Operation ungünstig. Diese Mahlzeit liefert kein wertvolles Eiweiß und keinerlei Vitamine und Ballaststoffe. Ein süßes Frühstück bewirkt zudem einen Blutzuckerabfall am Vormittag, teilweise sogar ein Dumping-Syndrom, gefolgt von Heißhunger. Im folgenden Kapitel finden Sie köstliche Frühstücksvarianten, die Sie gut durch den Tag bringen.

Wenn es schnell gehen muss:

- 2 dünne Scheiben Vollkornbrot mit 100 g Frischkäse (fettarm) oder Aufstrich (siehe ab S. 106) und Gurke
- 2 dünne Scheiben Vollkornbrot mit pflanzlicher Margarine, 50 g Schnittkäse (fettarm) und Paprika
- 1 Stück Vollkorngebäck mit pflanzlicher Margarine, 50 g Schinken und Cherrytomaten
- Joghurt natur (1 % Fett) mit zuckerarmen Frühstücksflocken und Beeren oder anderem Obst
- Gekochter Hirse- oder Haferbrei (Basisrezept siehe S. 75–76), am Vortag eingekühlt, frisch garniert

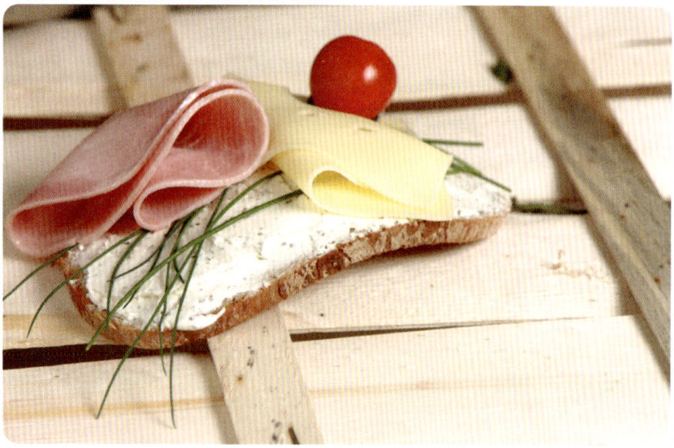

BIRCHERMÜSLI MIT APFEL UND HASELNÜSSEN

Zutaten für 1 Portion:

- 3 EL feinblättrige Haferflocken
- 150 ml Milch (max. 1,8 % Fett)
- 1 TL Leinsamen, geschrotet
- 1½ TL (7 g) Eiweißpulver, neutral oder Vanillegeschmack
- 1 TL Zitronensaft
- 1 kleiner Apfel, gerieben
- 1 EL Haselnüsse, gerieben
- 1 Prise Zimt nach Geschmack
- Flüssiger Süßstoff nach Geschmack

Zubereitung:

Haferflocken und Leinsamen in eine Schüssel geben. Die Milch mit Eiweißpulver glatt rühren und mit den Haferflocken vermengen. Über Nacht im Kühlschrank quellen lassen (wird die Masse zu trocken, 2–3 EL Milch hinzufügen). Geriebenen Apfel mit Zitrone beträufeln, damit er nicht braun wird, und hinzugeben. Mit Süßstoff und Zimt abschmecken und mit Haselnüssen garnieren.

Energie	Eiweiß	Fett	KH	Kalzium
387 kcal	18 g	19 g	36 g	275 mg

HIRSE-BIRNEN-MÜSLI MIT ZIMT UND WALNÜSSEN

Zutaten für 1 Portion:

- 4 gehäufte EL gekochte Hirse (siehe S. 76)
- ½ TL Honig
- 50 ml Milch (max. 1,8 % Fett)
- 1,5 TL (7 g) Eiweißpulver, neutral
- ½ kleine Birne, kleinwürfelig geschnitten
- ½ TL Flohsamenschalen
- 1 Prise Zimt
- 1 EL Walnüsse, gehackt
- Flüssiger Süßstoff nach Geschmack

Zubereitung:

Milch mit Eiweißpulver, Honig, Zimt und Flohsamenschalen vermengen. Eventuell mit Süßstoff abschmecken. Hirse, Birnenwürfel und Walnüsse einrühren und genießen.

Tipp: Hirse ist reich an Eisen!

Natürlich können alle Frühstücksrezepte auch ohne Eiweißpulver zubereitet werden. Achten Sie dann bei den nächsten Mahlzeiten auf eine gute Eiweißzufuhr!

Energie	Eiweiß	Fett	KH	Kalzium
357 kcal	15 g	13 g	45 g	163 mg

GEKOCHTER HAFERBREI MIT KIWI UND BANANE

Zutaten für 1 Portion:

- 4 EL gekochter Haferbrei (siehe S. 75)
- 50 ml Milch (max. 1,8 % Fett)
- 1 TL (5 g) Eiweißpulver (neutral oder mit Geschmack)
- 1 Kiwi, kleinwürfelig geschnitten
- ⅓ Banane, feinblättrig geschnitten
- Flüssiger Süßstoff nach Geschmack

Zubereitung:

Milch mit Eiweißpulver glatt rühren. Haferbrei hinzufügen und mit einer Gabel zerdrücken, bis keine Klümpchen mehr zu sehen sind. Nach Geschmack süßen. Den Haferbrei mit dem klein geschnittenen Obst garnieren.

Energie	Eiweiß	Fett	KH	Kalzium
357 kcal	15 g	13 g	45 g	163 mg

TOPFEN-HAFERFLOCKEN-MÜSLI MIT HEIDELBEEREN

Zutaten für 1 Portion:

- 1 EL Mandeln, gehackt
- 3 EL feinblättrige Haferflocken
- 100 g Magertopfen (Magerquark)
- 50 ml Milch (max. 1,8 % Fett)
- 70 g Heidelbeeren, gewaschen und abgetropft
- 1 Tropfen Vanilleextrakt oder 1 Msp. Bourbon-Vanille
- Flüssiger Süßstoff nach Geschmack

Zubereitung:

Gehackte Mandeln mit den Haferflocken in einer beschichteten Pfanne kurz rösten, bis sie anfangen zu duften. Topfen mit Milch, Vanille und evtl. Süßstoff in einer kleinen Schüssel cremig aufschlagen. Heidelbeeren mit Mandeln und Haferflocken unter die Topfencreme rühren.

Energie	Eiweiß	Fett	KH	Kalzium
299 kcal	21 g	9 g	32 g	242 mg

HAFER-AMARANTH-MÜSLI MIT NEKTARINEN

Zutaten für 1 Portion:

- 2 EL feinblättrige Haferflocken
- 1 TL Leinsamen, geschrotet
- 100 ml Buttermilch
- 1 TL Mandeln, gehackt oder gerieben
- 1 TL Haselnüsse, gehackt oder gerieben
- 50 g Magertopfen (Magerquark)
- 1 Tropfen Vanilleextrakt oder 1 Msp. Bourbon-Vanille
- ½ Nektarine
- 1 EL Puffamaranth
- Flüssiger Süßstoff nach Geschmack

Zubereitung:

Haferflocken, Leinsamen und Buttermilch in einer Schüssel vermischen und über Nacht einweichen. In der Früh Mandeln und Haselnüsse sowie Magertopfen mit der Haferflockenmischung verrühren. Mit Vanille und evtl. Süßstoff abschmecken. Nektarine waschen und in Spalten schneiden. Zum Servieren das Müsli in Schälchen füllen und mit Nektarine und Puffamaranth garnieren.

Energie 261 kcal
Eiweiß 16 g
Fett 10 g
KH 26 g
Kalzium 219 mg

CHIA-HAFERPUDDING MIT TOPFENCREME

Zutaten für 1 Portion:

- 2 EL feinblättrige Haferflocken
- 1 EL Chiasamen
- 100 ml fettarmer Kokosdrink
- Bourbon-Vanille-Pulver
- 70 g Magertopfen (Magerquark)
- 100 ml Joghurt (1 % Fett)
- Flüssiger Süßstoff nach Geschmack
- ½ Kiwi, geschält und gewürfelt
- 4 EL Waldbeeren (frisch oder tiefgekühlt)
- 1 EL Mandelblättchen

Zubereitung:

Am Vorabend Haferflocken, Chiasamen und Kokosdrink vermischen und in den Kühlschrank stellen. Wenn die Masse in der Früh zu fest ist, evtl. mit Kokosdrink verdünnen. Aus Topfen, Joghurt, Vanille und evtl. Süßstoff eine Creme zubereiten und auf dem Kokospudding verteilen. Mit Früchten und Mandelblättchen garnieren.

Energie 307 kcal
Eiweiß 21 g
Fett 11 g
KH 30 g
Kalzium 318 mg

SMOOTHIE-BOWL „SUMMER FEELING"

Zutaten für 2 Portionen:

- 100 g Erdbeeren, tiefgekühlt
- 100 g Banane, tiefgekühlt
- 100 ml Kokosdrink, ungesüßt
- 50 ml griechischer Joghurt (1 % Fett)
- 1 gehäufter EL (10 g) Eiweißpulver natur
- Flüssiger Süßstoff nach Geschmack

Zum Garnieren:

- Kokosflocken
- 2 Erdbeeren, blättrig geschnitten

Zubereitung:

Alle Zutaten in einem Mixer (oder alternativ mit dem Pürierstab) kräftig pürieren. Süße je nach Vorlieben abschmecken und die dickflüssige Masse auf 2 Schüsseln verteilen. Mit Kokosflocken und Erdbeerscheiben garnieren.

Tipp: Statt Kokosdrink kann auch ein Sojadrink oder Milch (max. 1,8 % Fett) verwendet werden.

Energie	Eiweiß	Fett	KH	Kalzium
100 kcal	6 g	1 g	16 g	108 mg

SPEISEN MIT EI

MUFFIN-OMELETT FÜR UNTERWEGS

Bei diesen kleinen Omeletts, in Muffin-Förmchen zubereitet, können Sie Ihrer Kreativität freien Lauf lassen. Sie passen perfekt als Frühstück, Mittag- oder Abendessen. Als Beilage eignet sich eine Scheibe Vollkornbrot oder gemischter Salat.

Die Zeit im Backofen beträgt ca. 25 Minuten bei 180° C Ober- und Unterhitze. Abgekühlt eignen sich die Muffin-Omeletts bestens zum Mitnehmen.

BASIS FÜR MUFFIN-OMELETTS

Zutaten für 3 Portionen:

- 2 Eier
- 2 EL Wasser
- 1 TL Flohsamenschalen
- Salz
- Pfeffer
- Weitere Gewürze und Kräuter nach Belieben

Zubereitung:

Alle Zutaten in einer Schüssel vermengen und weitere Zutaten (Gemüse, Fleisch, Käse, Kräuter etc.) nach Belieben hinzufügen. Rezepte zum Ergänzen finden Sie nachfolgend, Sie können aber auch kreativ sein. Verwenden Sie hohe Papierförmchen, um die Muffinform auszulegen, und befüllen Sie die Form nur zu zwei Dritteln.

Durch unterschiedliche Zutaten kann man nun die verschiedensten Varianten erzeugen (siehe unten). Es gilt: Pro Ei ca. 3 EL weitere Zutaten. Vorsicht: Wenn zu viele Zutaten dazukommen, fällt der Muffin auseinander.

BLATTSPINAT-OMELETT

Zutaten für Muffin-Omelett-Basis (siehe oben); darüber hinaus:

- 2 EL Blattspinat, tiefgekühlt und aufgetaut
- 2 EL fettarmer Pizzakäse, gerieben
- 1 EL Schinken, gehackt
- 2 EL Maiskörner
- 1 Prise Knoblauchgranulat

Zubereitung:

Siehe Basisrezept für Muffin-Omelett.

pro Omelett	
Energie	102 kcal
Eiweiß	8 g
Fett	7 g
KH	2 g
Kalzium	92 mg

THUNFISCH-OMELETT

Zutaten für Muffin-Omelett-Basis (siehe oben); darüber hinaus:

- 3 EL Thunfisch in Salzlake, abgetropft
- 1 EL Frühlingszwiebel, gehackt
- 1 EL rote Paprika, fein gewürfelt
- 1 TL Kapern, gehackt
- ½ TL edelsüßes Paprikapulver

Zubereitung:
Siehe Basisrezept für Muffin-Omelett.

pro Omelett

Energie	Eiweiß	Fett	KH	Kalzium
122 kcal	9 g	8 g	3 g	63 mg

GESUNDES VEGGIE-OMELETT

Zutaten für Muffin-Omelett-Basis (siehe oben); darüber hinaus:

- 1 EL Zucchini, fein gewürfelt
- 2 EL Champignons, fein gewürfelt
- 2 EL rote Paprika, fein gewürfelt
- 2 EL Gouda, gerieben
- 1 EL Frühlingszwiebel, fein gehackt
- 1 TL Petersilie, fein gehackt (frisch oder tiefgekühlt)

Zubereitung:
Siehe Basisrezept für Muffin-Omelett.

pro Omelett

Energie	Eiweiß	Fett	KH	Kalzium
94 kcal	7 g	7 g	1 g	87 mg

SCHINKEN-KÄSE-OMELETT

Zutaten für Muffin-Omelett-Basis (siehe oben); darüber hinaus:

- 2 EL Putenschinken, gehackt
- 2 EL fettarmer Pizzakäse, gerieben
- 1 EL Frühlingszwiebel, gehackt
- 1 EL getrocknete Tomaten ohne Öl, fein geschnitten
- 1 Msp. Thymian

Zubereitung:
Siehe Basisrezept für Muffin-Omelett.

pro Omelett

Energie	113 kcal
Eiweiß	10 g
Fett	8 g
KH	1 g
Kalzium	110 mg

HIRSE-OMELETT MIT SCHINKEN UND TOMATEN

Zutaten für 1 Portion:

- 3 gehäufter EL Hirsebrei (siehe S. 76)
- 1 Ei
- 1 gehäufter EL Schinkenwürfel
- 1 TL Schnittlauch (frisch oder tiefgekühlt)
- 3 Cherrytomaten, fein geschnitten
- 2 EL Gouda, gerieben
- 1 TL Flohsamenschalen
- 1 EL Rapsöl
- Salz

Zubereitung:
Hirse, Ei, Flohsamenschalen, Salz, Schnittlauchröllchen, Schinkenwürfel und Tomatenwürfel vermengen. Eine beschichtete Pfanne mit 1 EL Rapsöl erhitzen. Eimasse auf zwei kleine Omeletts aufteilen und bei mittlerer Hitze braten. Wenn die Oberfläche zu stocken beginnt, vorsichtig wenden und mit Käse bestreuen. Zugedeckt ca. 2 Minuten fertiggaren, bis der Käse geschmolzen ist.

Dazu: Salat oder Rohkost

pro Omelett

Energie	326 kcal
Eiweiß	19 g
Fett	24 g
KH	10 g
Kalzium	218 mg

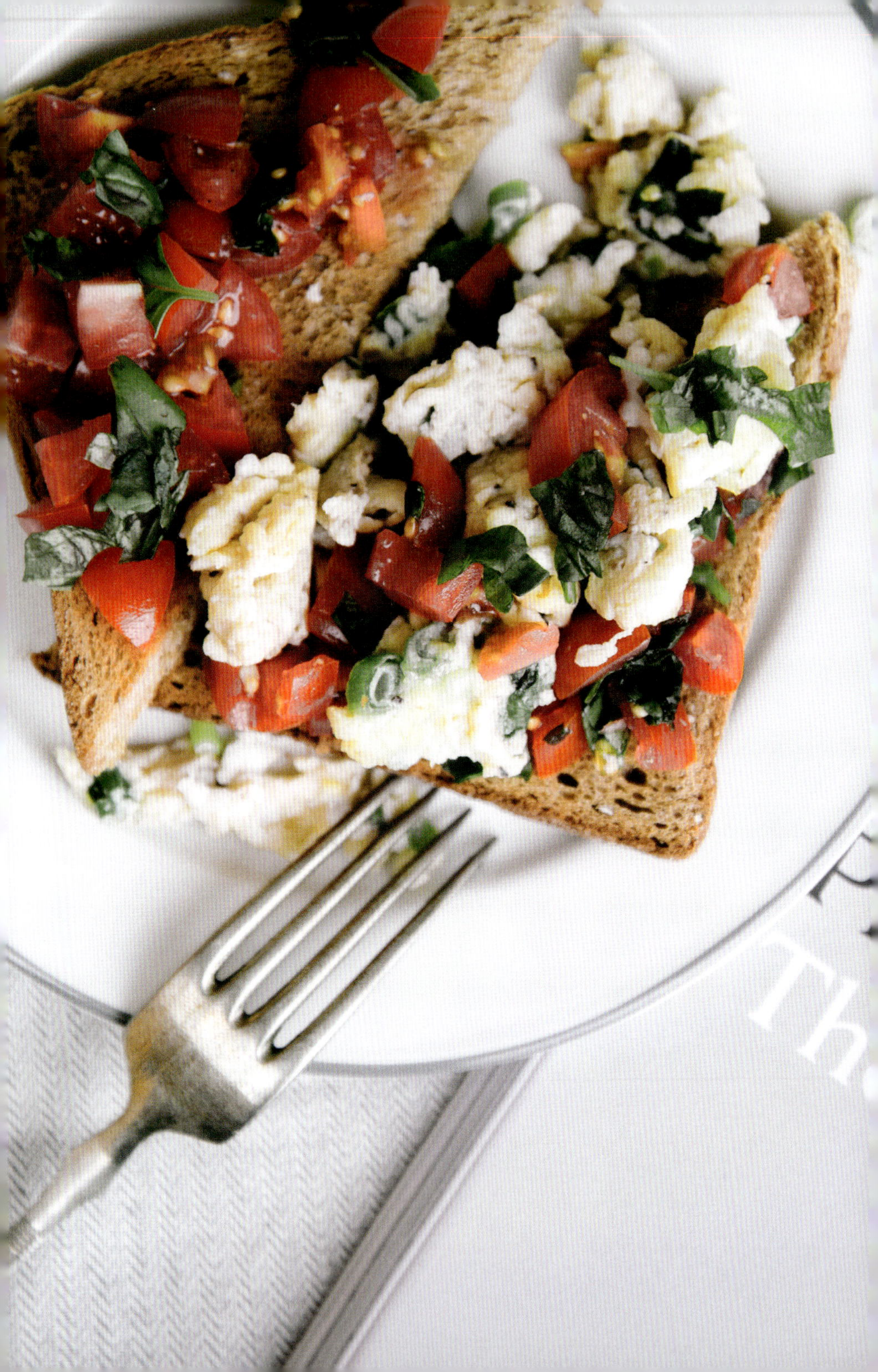

RÜHREI MIT TOMATEN-BASILIKUM-TOAST

Zutaten für 1 Portion:

- ½ Frühlingszwiebel
- 2 Eier
- 2 EL Milch (max. 1,8 % Fett)
- 1 TL Rapsöl
- Salz
- Pfeffer
- 1 Scheibe Vollkorntoast
- 1 kleine Tomate
- ½ TL Basilikum, gehackt (frisch oder tiefgekühlt)
- ½ TL Rapsöl
- Salz
- Pfeffer
- Knoblauchgranulat

Zubereitung:

Tomaten waschen, Stielansätze keilförmig herausschneiden, Fruchtfleisch in kleine Würfel schneiden. In einer Schüssel mit Salz, Pfeffer, 1 Prise Knoblauchgranulat und Basilikum verrühren. Beiseite stellen. Frühlingszwiebel putzen, waschen und in feine Ringe schneiden. Eier, Milch, Rapsöl, die Basilikummischung und die Frühlingszwiebel mit einer Gabel verquirlen. Mit Salz und Pfeffer würzen. Eimasse in eine beschichtete Pfanne gießen und bei kleiner Hitze fest werden (stocken) lassen, dabei mit einem Pfannenwender mehrfach vom Pfannenrand zur Mitte durch die Eimasse ziehen. Toastbrot toasten. Tomatensalat auf dem Toast verteilen und mit dem Rührei anrichten.

Energie	Eiweiß	Fett	KH	Kalzium
418 kcal	19 g	30 g	19 g	165 mg

SHAKSHUKA (EIER IN TOMATENSAUCE)

Zutaten für 1 Portion:

- 1 Ei
- 1 kleine Frühlingszwiebel
- 1 kleine Knoblauchzehe
- 200 g Tomatenstücke (aus der Dose)
- 1 EL Tomatenmark
- ½ TL Paprikapulver edelsüß
- ½ TL Kreuzkümmel, gemahlen
- 1 EL Olivenöl
- Petersilie, gehackt (frisch oder tiefgekühlt)
- Salz, Chilipulver

Zubereitung:

Frühlingszwiebel in feine Ringe schneiden, Knoblauch fein hacken. Beides in einer Pfanne oder einem Topf in heißem Olivenöl vorsichtig anbraten, dann die Hitze reduzieren, Paprikapulver und Kreuzkümmel dazugeben und kurz mitrösten. Tomatenmark und Tomatenstücke unterrühren und mit Salz und Chili abschmecken. Den Backofen auf 150° C vorheizen. Das Ei in die Tomatensauce schlagen und das Shakshuka ca. 5–10 Minuten im Ofen weitergaren, bis das Ei kernweich ist. Vor dem Servieren mit reichlich gehackter Petersilie bestreuen.

Tipp: Statt der Tomatenstücke aus der Dose eignen sich natürlich auch frische Tomaten.

Energie	Eiweiß	Fett	KH	Kalzium
199 kcal	10 g	11 g	14 g	108 mg

BROT UND AUFSTRICHE

MARKUS' EIWEISSBROT

Zutaten für eine Kastenform:

- 500 g Magertopfen (Magerquark)
- 150 g Landfrischkäse
- 4 Eier
- 1 Pkg. Backpulver (17 g)
- 250 g Haferkleie
- 50 g Weizen- oder Dinkelvollkornmehl
- 2 TL Brotgewürz (Fenchel, Koriander, Kümmel) nach Geschmack
- 2 EL Leinsamen (20 g), ganz oder geschrotet
- 4 EL Nüsse oder Samen (z. B. Walnüsse, Haselnüsse, Kürbiskerne, Sonnenblumenkerne, Sesam), ganz oder gehackt
- Salz
- Wenig Butter oder Margarine

Zubereitung:

Haferkleie, Vollkornmehl, Backpulver, Brotgewürz, Leinsamen, Nüsse, Samen und Salz in einer großen Schüssel vermischen. Topfen, Frischkäse und Eier dazugeben und mit einem Handmixer gut verrühren. Der Teig ist aufgrund der größeren Menge an Milchprodukten klebrig und kompakt. Eine Kastenform mit wenig Butter oder Margarine ausstreichen und den Teig in die Form füllen. Das Brot im vorgeheizten Backofen bei 200° C 10 Minuten anbacken und bei 150° C 1 Stunde und 20 Minuten fertigbacken.

Lassen Sie das Brot ca. 15 Minuten auskühlen, bevor Sie es vorsichtig aus der Form stürzen.

Tipp: Statt Leinsamen können Sie auch Chiasamen oder Flohsamen(schalen) verwenden.

pro Scheibe	
Energie	93 kcal
Eiweiß	9 g
Fett	4 g
KH	6 g
Kalzium	72 mg

LACHS-DILL-AUFSTRICH

Zutaten für 1 Portion:

- 1 Scheibe geräucherter Lachs
- 60 g leichter Frischkäse
- 2 Msp. Dill, fein gehackt (tiefgekühlt oder frisch)
- 2 Spritzer Zitronensaft

Zubereitung:

Den Lachs mit einem großen Messer sehr fein hacken. Dill, Lachs und Frischkäse in einer kleinen Schüssel gründlich verrühren. Mit Zitrone abschmecken.

Energie	98 kcal
Eiweiß	16 g
Fett	3 g
KH	2 g
Kalzium	82 mg

THUNFISCHAUFSTRICH

Zutaten für 5 Portionen:

- 1 kleine Dose Thunfisch in Salzlake (95 g), abgetropft
- 125 g Magertopfen (Magerquark)
- 1 EL Rapsöl
- 1 Essiggurke, fein gehackt
- 1 EL Schnittlauch, gehackt (frisch oder tiefgekühlt)
- ½ TL Estragonsenf
- Salz
- Pfeffer

Zubereitung:
Alle Zutaten vermengen.

Dazu: Vollkornbrot

Energie	80 kcal
Eiweiß	8 g
Fett	5 g
KH	1 g
Kalzium	41 mg

FETA-OLIVEN-AUFSTRICH

Zutaten für 4 Portionen:

- 100 g fettreduzierter Feta oder Hirtenkäse
- 100 g griechisches Joghurt (1 % Fett)
- 1 EL Oregano (frisch oder getrocknet)
- 1 TL Olivenöl
- 50 g schwarze Oliven, entsteint und grob gehackt

Zubereitung:
Feta mit einer Gabel zerdrücken. Joghurt, Olivenöl, Oregano und grob gehackte Oliven untermengen.

Energie	137 kcal
Eiweiß	5 g
Fett	12 g
KH	2 g
Kalzium	159 mg

TOMATEN-BASILIKUM-AUFSTRICH

Zutaten für 2 Portionen:

- 1 EL Olivenöl
- 1 kleine Tomate
- 1 EL Tomatenmark
- 100 g leichter Frischkäse
- ½ Bund frisches Basilikum
- Salz

Zubereitung:
Basilikum waschen, trockenschütteln, die Blättchen von den Stielen zupfen und fein schneiden. Tomate waschen und in kleine Stücke schneiden. Olivenöl, Tomate, Tomatenmark, Frischkäse und Basilikum fein pürieren. Mit Salz abschmecken und mit Basilikum garniert servieren.

Energie	Eiweiß	Fett	KH	Kalzium
96 kcal	7 g	6 g	4 g	68 mg

KAROTTENFRISCHKÄSE

Zutaten für 1 Portion:

- 1 mittelgroße Karotte, geschält und fein gerieben
- 100 g leichter Frischkäse
- 2 EL Joghurt (1 % Fett)
- 1 TL Rapsöl
- 1 TL Schnittlauch, fein gehackt (frisch oder tiefgekühlt)
- Salz
- Pfeffer

Zubereitung:
Alle Zutaten vermengen und mit Salz und Pfeffer abschmecken.

Dazu: Gemüse und Vollkornbrot oder Eiweißbrot

Energie	Eiweiß	Fett	KH	Kalzium
205 kcal	15 g	12 g	8 g	193 mg

KICHERERBSEN-CURRY-AUFSTRICH (HUMMUS LIGHT)

Zutaten für 4 Portionen:

- 150 g Kichererbsen (Glas, Dose), abgetropft
- ½ kleiner Apfel
- 1 EL Olivenöl
- 1 TL Currypulver
- 1 Spritzer Zitronensaft
- Salz

Zubereitung:
Den Apfel würfeln, die Kichererbsen abtropfen lassen. Beides zusammen mit Olivenöl und Zitronensaft mit dem Stabmixer pürieren. Mit Currypulver und Salz würzen.

Energie	Eiweiß	Fett	KH	Kalzium
66 kcal	3 g	2 g	8 g	23 mg

EIWEISS-WALNUSS-BROT

Zutaten für 10 Scheiben:

- 100 g Walnusskerne
- 50 g Leinsamen, geschrotet
- 50 g Weizenkleie
- 50 g Eiweißpulver (neutral)
- 1 TL Backpulver
- 1 TL Salz
- 2 Eier
- 250 g Magertopfen (Magerquark)

Zubereitung:

Backofen auf 200° C (Umluft 180° C) vorheizen. Walnusskerne hacken, die Hälfte davon mit Leinsamen, Weizenkleie, Eiweißpulver, Backpulver und Salz mischen. Eier und Magertopfen in einer großen Schüssel glatt rühren. Die Walnussmischung unterheben und den Teig ca. 10 Minuten quellen lassen.

Den recht feuchten Teig in eine mit Backpapier ausgelegte Kastenform füllen und die restlichen Walnusskerne darüberstreuen. Ca. 40 Minuten backen, dann abkühlen lassen.

pro Scheibe

Energie	Eiweiß	Fett	KH	Kalzium
157 kcal	13 g	10 g	3 g	121 mg

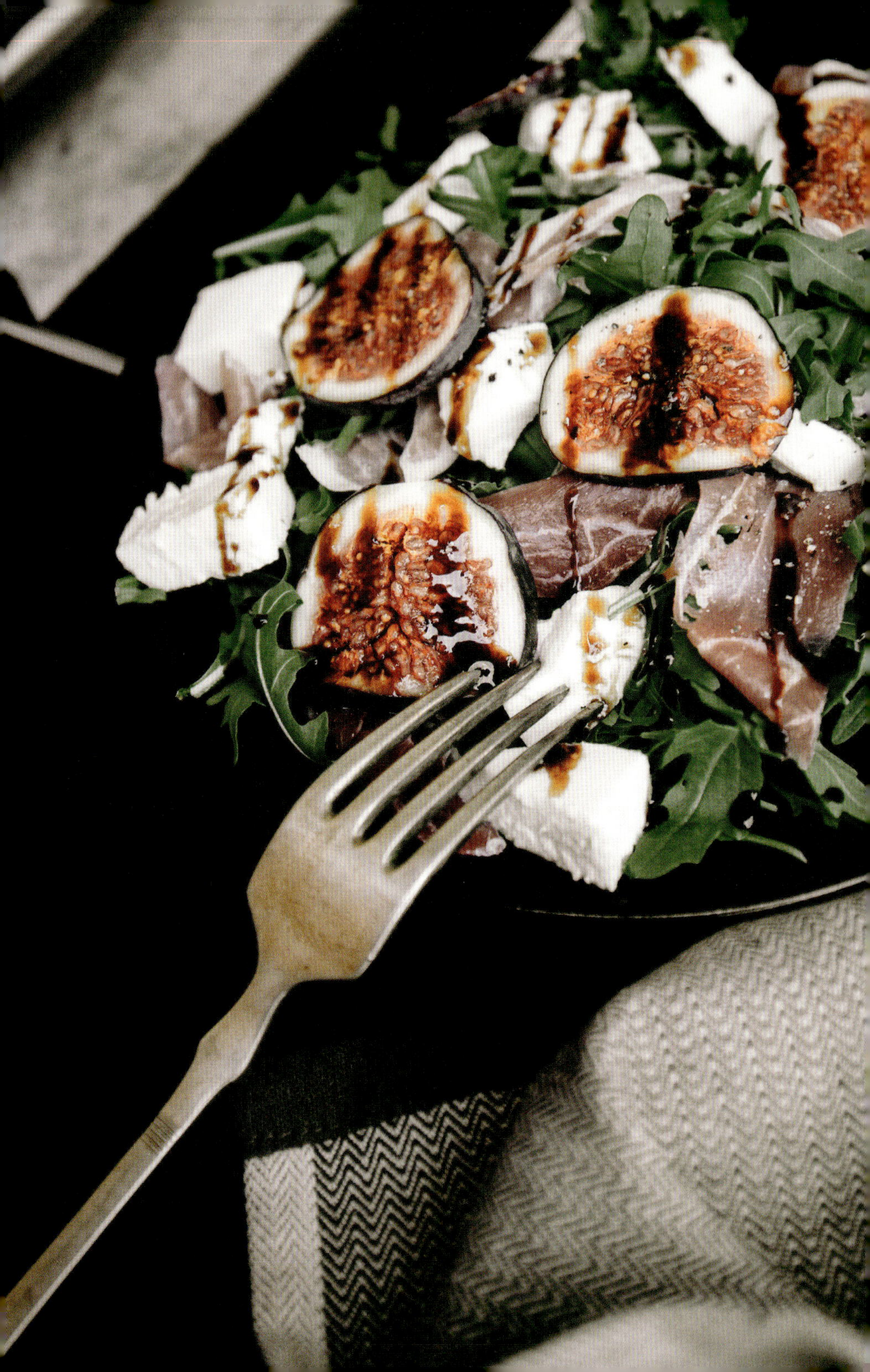

SALATE

MOZZARELLA MIT FEIGEN UND PROSCIUTTO

Zutaten für 1 Portion:

- 1 Handvoll Rucola
- ½ Kugel fettarmer Mozzarella
- 2 Scheiben Prosciutto
- 1 große oder 2 kleine Feigen

Dressing:

- 2 EL Balsamicoessig
- 1 EL Olivenöl
- Salz
- Pfeffer

Zubereitung:
Rucola auf einem kleinen Teller flach verteilen, Mozzarella in 1 cm große Würfel schneiden, Prosciutto in kleinere Stücke zerreißen. Beides auf dem Rucola verteilen. Die Feige waschen, den Stiel entfernen, in 6 Spalten schneiden und auf dem Salat verteilen. Essig, Öl, Salz und Pfeffer zu einem Dressing vermischen und den Salat damit beträufeln.

Dazu: Vollkornbrot

Energie	Eiweiß	Fett	KH	Kalzium
279 kcal	15 g	22 g	6 g	239 mg

GEFÜLLTE PAPRIKA MIT KRENTOPFEN UND ROHSCHINKEN

Zutaten für 2 Portionen:

- 1 Paprikaschote (rot, gelb oder orange)
- 125 g Magertopfen (Magerquark)
- 1 TL Rapsöl
- 2 EL leichter, fettarmer Frischkäse oder Sauerrahm (saure Sahne)
- 1 TL Kren (Meerrettich) aus dem Glas
- 2 Scheiben Rohschinken oder Prosciutto
- Rucola oder Feldsalat zur Garnierung
- Salz
- Pfeffer

Zubereitung:
Paprika waschen, der Länge nach halbieren und die Kerne und weißen Fasern entfernen. Topfen, Frischkäse, Rapsöl, Salz und Pfeffer verrühren. Kren vorsichtig dazugeben und abschmecken. Krentopfen auf beide Paprikahälften verteilen. Zwei Teller mit dem Blattsalat belegen, die Paprikahälften darauf anrichten und jede Portion mit 1 Rohschinkenscheibe belegen.

Dazu: Vollkornbrot

Energie	Eiweiß	Fett	KH	Kalzium
132 kcal	13 g	6 g	6 g	98 mg

RINDERFILET AUF AVOCADO

Zutaten für 2 Portionen:

- 1 reife Avocado
- 1 EL Zitronensaft
- 1 Handvoll Blattsalat, geschnitten
- 100 g Rinderfilet
- 1 EL Rapsöl
- 1 TL Honig
- 1 TL Sojasauce
- Salz
- Pfeffer

Zubereitung:

Avocado halbieren, den Kern herausdrehen, das Fruchtfleisch vorsichtig aus der Schale drücken, in schmale Scheiben schneiden und sofort mit Zitronensaft beträufeln. Den Salat waschen, putzen und trocken schleudern. Man kann auch vorgeschnittenen Salat aus dem Supermarkt verwenden. Fleisch waschen, trocken tupfen und fein schneiden. Öl in einer Pfanne erhitzen und Fleisch anbraten. Nach 2 Minuten wenden. Honig und Sojasauce verrühren und dem Fleisch zugeben, 1–2 Minuten köcheln lassen. Mit Salz und Pfeffer abschmecken. Das Fleisch aus der Pfanne nehmen und in Streifen schneiden. Den Salat mit den Filetstreifen und den Avocadoscheiben belegen, mit Salz und Pfeffer bestreuen und mit Olivenöl und Zitrone beträufeln.

Dazu: Vollkornbrot

Energie	Eiweiß	Fett	KH	Kalzium
206 kcal	16 g	14 g	4 g	17 mg

LACHS-GURKEN-SALAT MIT JOGHURT-SENF-SAUCE

Zutaten für 1 Portion:

- 1 Scheibe Räucherlachs
- 1 Ei
- ¼ Salatgurke
- 2 Radieschen

Dressing:

- 1 Msp. Dill, fein gehackt (frisch oder tiefgekühlt)
- 1 TL heller Balsamicoessig
- 1 TL Olivenöl
- 3 EL Joghurt (1 % Fett)
- ¼ TL Senf
- Salz
- Pfeffer

Zubereitung:

Ei in 10 Minuten hart kochen. Gurke und Radieschen waschen, trocken reiben und mit einem Gemüsehobel in dünne Scheiben schneiden. Essig, Öl, Joghurt, Senf, Salz, Pfeffer und Dill in einer Schüssel zu einer Sauce verrühren. Ei in Scheiben schneiden. Mit Radieschen, Gurken und je 2 Scheiben Lachs auf Tellern anrichten. Mit der Sauce beträufeln und servieren.

Dazu: Vollkornbrot oder Eiweißbrot

Energie	Eiweiß	Fett	KH	Kalzium
248 kcal	16 g	19 g	4 g	109 mg

THAILÄNDISCHER SALAT MIT GARNELEN

Zutaten für 2 Portionen:

½ Gurke, geschält, halbiert und in feine Scheiben geschnitten
2 Selleriestangen, feinblättrig geschnitten
½ Frühlingszwiebel samt Grün, fein geschnitten
2 Zweige Koriandergrün samt Stängel, fein gehackt
200 g Shrimps, vorgegart tiefgekühlt, frisch aufgetaut

Marinade (genau abmessen!):

2 EL Fischsauce
2 EL Limettensaft, frisch gepresst
2 TL Birkenzucker (Xylit)
Milde Chilisauce nach Geschmack
Salz nach Geschmack

Zubereitung:

Shrimps auftauen lassen und mit warmem Wasser abspülen. Gurke, Sellerie, Koriander, Zwiebel und Shrimps in eine Schüssel geben. Marinade zubereiten und gut verrühren. Salat erst direkt vor dem Servieren marinieren. Wenn etwas übrig bleibt, den Salat noch am gleichen Tag verzehren und immer im Kühlschrank aufbewahren.

GRIECHISCHER SALAT

Zutaten für 1 Portion:

- ¼ Salatgurke, geschält und gewürfelt
- ¼ gelbe Paprikaschote, gewürfelt
- 1 kleine Tomate, gewürfelt
- 1 EL Zwiebel, gehackt
- 50 g fettarmer Feta oder Hirtenkäse, fein gewürfelt
- 3 schwarze Oliven, entsteint
- ½ TL Oregano (getrocknet oder frisch)

Dressing:

- 1 TL weißer Balsamico
- 1 EL Olivenöl
- Salz
- Pfeffer

Zubereitung:

Salatzutaten vermengen, Zutaten für das Dressing verrühren und über den Salat geben.

Dazu: Eiweißbrot

Tipp: Balsamico vorsichtig dosieren – die Griechen verwenden keinen Essig!

Energie	226 kcal
Eiweiß	10 g
Fett	18 g
KH	5 g
Kalzium	266 mg

HAUPTSPEISEN MIT FLEISCH

HÜHNER„REIS"FLEISCH MIT ROLLGERSTE

Zutaten für 2 Portionen:

- 200 g Hühnerbrust, in 1 cm große Würfel geschnitten
- 6 EL (60 g) Rollgerste (Graupen)
- 1 Tomate, würfelig geschnitten
- 1 kleine Zwiebel, feinwürfelig geschnitten
- 2 EL Rapsöl
- 10 g edelsüßes Paprikapulver
- ca. 300 ml Gemüsesuppe (Gemüsebrühe)
- 1 kleine Knoblauchzehe, gepresst
- 2 EL Sauerrahm (saure Sahne)
- 2 EL Parmesan zum Garnieren
- Salz
- Pfeffer

Zubereitung:

Putenwürfel salzen und pfeffern. Öl in einem Topf erhitzen, Fleisch darin rundum anbraten und aus dem Kochtopf heben. Zwiebel im verbleibenden Fett hellbraun anrösten, mit Paprika stäuben, durchrühren und sofort mit 300 ml Suppe aufgießen. Fleisch, Knoblauch, Rollgerste und Tomatenwürfel beimengen und für ca. 40 Minuten auf kleiner Flamme zugedeckt dünsten lassen. Kontrollieren Sie öfter, ob genügend Flüssigkeit vorhanden ist, und geben Sie evtl. noch Brühe hinzu. Die Rollgerste soll die Flüssigkeit langsam aufnehmen. Immer wieder umrühren. Bei zu wenig Flüssigkeit bleibt die Gerste hart und das Reisfleisch brennt an.

Wenn die Rollgerste weich ist, den Topf von der Flamme nehmen und den Sauerrahm einrühren; nicht mehr aufkochen. Sofort auf zwei Teller verteilen und mit Parmesan bestreut servieren.

Dazu: Blattsalat

Energie	Eiweiß	Fett	KH	Kalzium
386 kcal	31 g	17 g	27 g	132 mg

CHILI-TORTILLA-WRAP „TOSTADA" MIT HÜHNERFLEISCH UND KÄSE

Zutaten für 2 Portionen:

- 1 Tortilla (aus dem Supermarkt)
- 150 g Hühnerbrust, sehr fein gehackt (fast wie Hackfleisch)
- ½ Stange Jungzwiebel
- ½ Chilischote (bzw. je nach Geschmack mehr oder weniger) ohne Samen, gehackt (alternativ: etwas geriebene Chili)
- ½ TL Kreuzkümmel, gemahlen
- 2 EL Tomatenmark
- ½ Zucchini, der Länge nach geviertelt und in dünne Scheiben geschnitten
- 6 Champignons, feinblättrig geschnitten
- 2 EL Olivenöl
- 4 EL fettarmer Käse (bis ca. 16 % Fett total bzw. 35 % F. i. T.), gerieben
- Salz
- Knoblauch (Granulat oder frisch)

Zubereitung:

Olivenöl in die erhitzte Pfanne geben, Zwiebel und Chili rasch beifügen, Hitze reduzieren. Zwiebel langsam anbraten, sie soll nicht zu dunkel werden. Zwiebel beiseite schieben, Kreuzkümmel 30 Sekunden lang anrösten, dann mit der Zwiebel vermengen und das Fleisch hinzufügen. Hühnerfleisch salzen und gut anrösten. Tomatenmark hinzugeben und mit Salz abschmecken, evtl. mit Knoblauchgranulat verfeinern. Ganz zum Schluss Zucchini und Champignons zugeben, nur kurz mitbraten und von der Flamme nehmen.

Belegen der Tortillas: Wie bei Palatschinken (Pfannkuchen) ist es wichtig, dass nicht zu viel Füllung aufgetragen wird. Auf einer Hälfte werden ca. 3 gehäufte EL der Mischung aufgetragen und 2 EL Käse darauf verteilt. Einmal einschlagen, sodass ein Halbmond entsteht.

Tortillas braten: Eine saubere Teflonpfanne trocken erhitzen und die gefüllte Tortilla einlegen. Auf jeder Seite ca. 1–2 Minuten braten, dabei leicht andrücken.

Die Tortilla mit dem restlichen Hühnerfleisch anrichten und mit Joghurtsauce (siehe S. 135) servieren.

Energie	Eiweiß	Fett	KH	Kalzium
310 kcal	26 g	19 g	9 g	202 mg

HÜHNERFILET MIT COUSCOUS-SALAT

Zutaten für 2 Portionen:

- 200 g Hühnerbrust
- Salz
- Kreuzkümmel, gemahlen
- 1 EL Rapsöl

Salat:

- 8 EL (80 g) Couscous
- 2 mittelgroße Tomaten
- ½ Stange Jungzwiebel
- 3 EL Petersilie, gehackt (frisch oder tiefgekühlt)
- 1 EL Zitronensaft
- 1 TL Olivenöl
- ¼ TL Kreuzkümmel, gemahlen
- Salz

Zubereitung:

Wasser zum Kochen bringen. Couscous in eine hitzebeständige Dessertschüssel geben und leicht salzen. Mit ca. 8 EL kochendem Wasser aufgießen (gleiche Menge wie Couscous), kurz verrühren, zudecken und stehen lassen.

Eine Salatschüssel vorbereiten. Tomaten in kleine Würfel schneiden, dabei Kerne und Saft entfernen, sodass nur die fleischigen, trockenen Stücke übrigbleiben. Jungzwiebel fein schneiden und auch die grünen Teile verwenden, Petersilie fein hacken. Alles vermengen. Couscous vorsichtig mit einer Gabel auflockern und auch in die Salatschüssel geben. Mit Olivenöl, Zitronensaft, Salz und evtl. Kreuzkümmel abschmecken. Der Salat sollte nicht zu feucht sein, damit er nicht zusammenfällt.

Die Hühnerfilets mit Salz und Kreuzkümmel einreiben. In 1 EL Rapsöl in einer beschichteten Pfanne anbraten und mit dem Salat und evtl. Joghurtsauce (siehe S. 135) servieren.

Energie	Eiweiß	Fett	KH	Kalzium
282 kcal	27 g	12 g	16 g	49 mg

HÜHNERKEULEN UND KARTOFFELWEDGES AUS DEM BACKOFEN

Zutaten für 2 Portionen:

- 2 Hühnerkeulen
- 1 TL Grillhuhngewürz
- 6 kleine, festkochende Kartoffeln, gewaschen
- 1 TL Rapsöl
- ½ TL geräuchertes oder edelsüßes Paprikapulver
- Salz
- Pfeffer

Zubereitung:

Backofen auf 180° C Umluft oder 200° C Ober- und Unterhitze vorheizen. Backblech mit Backpapier belegen. Hühnerkeulen kräftig mit Grillhuhngewürz einreiben und auf die linke Seite des Backblechs legen. In den Backofen schieben. Die Kartoffeln mit Schale vierteln, sodass halbmondförmige Spalten entstehen. Wedges mit Öl, Paprikapulver, Salz und Pfeffer würzen und gut vermengen. Die Wedges auf der rechten Seite des Backblechs verteilen. Beides nun noch ca. 20 Minuten im Ofen lassen, bis die Hühnerkeulen gut gebräunt und die Wedges knusprig sind.

Dazu: gemischter Salat und Joghurtsauce

Energie	Eiweiß	Fett	KH	Kalzium
442 kcal	21 g	29 g	24 g	49 mg

HUHN MIT GESCHMORTEM FENCHELGEMÜSE

Zutaten für 2 Portionen:

- 2 Scheiben Rohschinken, feinnudelig geschnitten
- 1 EL Rapsöl
- 1 kleine Fenchelknolle, in feine Streifen geschnitten
- 1 Tomate, gewürfelt
- 1 Karotte, geschält und in feine Streifen geschnitten
- Salz
- Pfeffer
- Knoblauchgranulat
- 1 TL Rosmarin, fein gehackt (frisch oder getrocknet)
- 200 g Hühnerschnitzel (2 Stück)
- 1 weiterer EL Rapsöl

Zubereitung:
Den geschnittenen Rohschinken mit 1 TL Rapsöl kurz in der Pfanne anbraten und Fenchel, Tomate und Karotte hinzufügen, mit 100 ml heißem Wasser ablöschen. Mit Salz, Pfeffer, Knoblauchgranulat und Rosmarin würzen. Deckel auf die Pfanne geben und ca. 10 Minuten in wenig Flüssigkeit schmoren lassen, bis der Fenchel für Sie angenehm weich ist. Bei Bedarf Wasser hinzugeben, damit nichts anbrennt. In der Zwischenzeit Hühnerfilets salzen, pfeffern und beidseitig im übrigen Rapsöl anbraten. Wenn das Gemüse fertig ist, mit Hühnerfilet servieren.

Energie	Eiweiß	Fett	KH	Kalzium
238 kcal	28 g	13 g	6 g	56 mg

SPARGELPFANNE MIT SCHWEINELUNGENBRATEN

Zutaten für 2 Portionen:

- 150 g Schweinelungenbraten, in Streifen geschnitten
- 100 g Champignons, in Scheiben geschnitten
- 100 g grüner Spargel ohne holzige Enden, in 2 cm lange Stücke geschnitten
- 1 EL Rapsöl
- 6 EL Kaffeesahne oder fettreduziertes Obers (Sahne)
- Salz
- Pfeffer
- 1 Spritzer Zitronensaft

Zubereitung:
In einer Pfanne Rapsöl erhitzen. Fleisch salzen und pfeffern und mit den Champignons bei mittlerer Hitze 2–3 Minuten anbraten. Spargel zugeben und unter häufigem Rühren 1–2 Minuten weiterbraten. Ca. ⅛ l Wasser und das Obers dazugießen. Zugedeckt 10 Minuten bei mittlerer Hitze garen und mit Salz, Pfeffer und Zitrone abschmecken.

Dazu: Vollkornteigwaren oder Vollkornbaguette

Energie	Eiweiß	Fett	KH	Kalzium
177 kcal	20 g	10 g	3 g	60 mg

INDISCHES OFENHUHN

Zutaten für 2 Portionen:

- 200 g Hühnerbrust (2 Filets)
- 4 eigroße Kartoffeln, geschält und in ca. 2,5 cm große Würfel geschnitten
- 1 kleine Zucchini, in 3 cm lange Steifen (0,5 cm breit) geschnitten
- 1 rote Paprika, entkernt und in 3 cm lange Streifen geschnitten
- 1 kleine weiße Zwiebel, geschält und in Streifen geschnitten
- Schale von ½ unbehandelten Zitrone
- 2 TL Zitronensaft
- 1 fingernagelgroßes Stück Ingwer, geschält und fein gehackt
- ½ TL Kurkuma, gemahlen
- ⅓ TL Kreuzkümmel, gemahlen
- 2 EL Rapsöl
- Salz
- Pfeffer

Zubereitung:

Backofen auf 180° C Umluft oder 200° C Ober- und Unterhitze vorheizen. In einem kleinen Topf Salzwasser zum Kochen bringen und die Kartoffeln 7 Minuten vorkochen, abseihen und beiseite stellen.

In einer großen Schüssel zuerst Ingwer, Kurkuma, Kreuzkümmel, Rapsöl, Salz, Pfeffer, Zitronenschale und Zitronensaft vermischen. Es entsteht eine Marinade. Nun alle anderen Zutaten inklusive Kartoffeln und Hühnerfilets hinzufügen und alles vermengen, bis alle Zutaten mit Marinade benetzt sind. Eine große Auflaufform mit Backpapier auslegen und alles darauf verteilen. Das Gemüse sollte unten liegen, Hühnerfilets obenauf legen. Das Gemüse sollte flach verteilt sein, damit alles gleichmäßig durchgart. Etwa 25–30 Minuten offen im Ofen garen, bis das Huhn leicht gebräunt ist.

Energie
317 kcal
Eiweiß
28 g
Fett
12 g
KH
23 g
Kalzium
56 mg

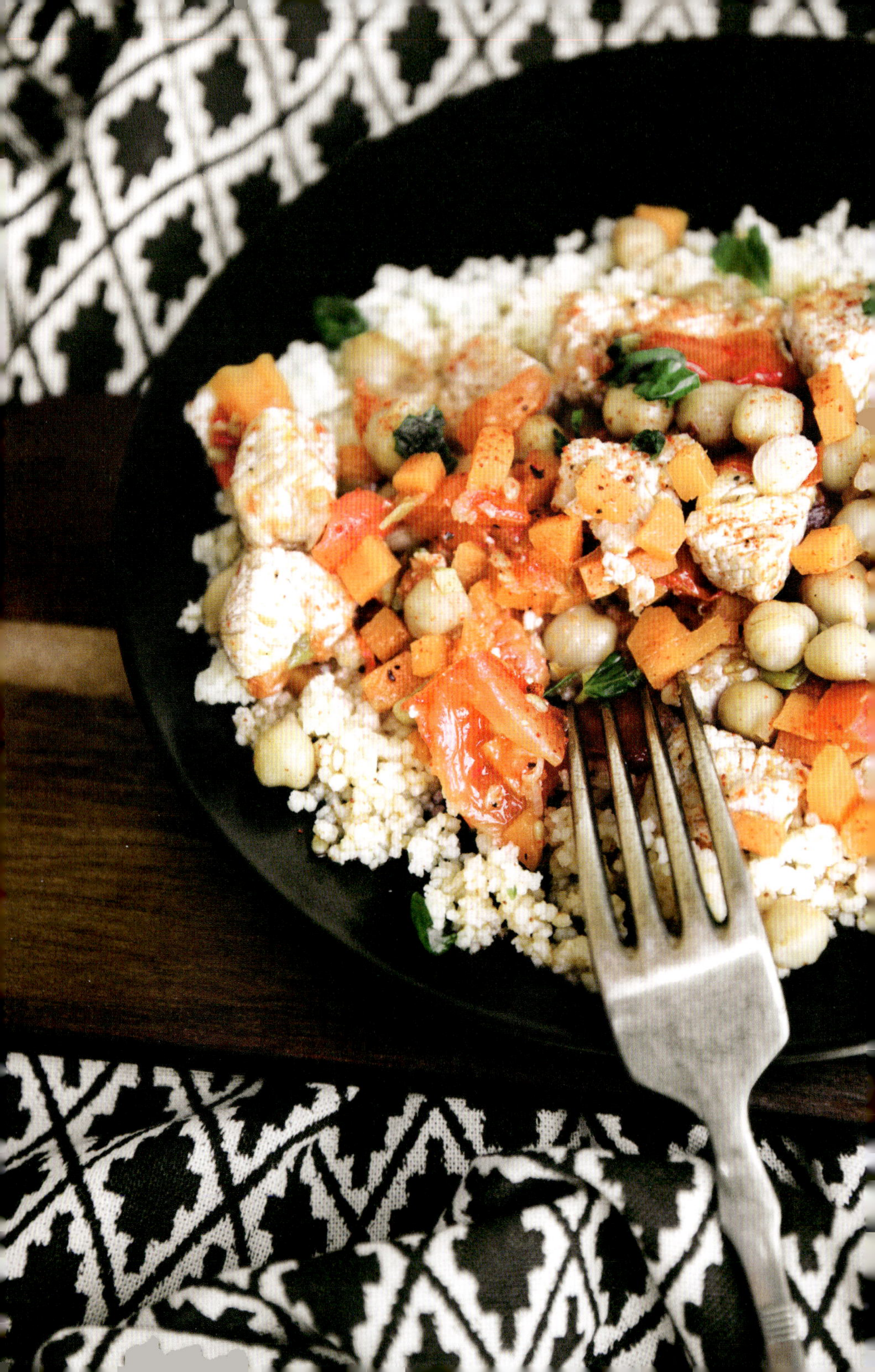

ORIENTALISCHES GESCHNETZELTES MIT KICHERERBSEN

Zutaten für 2 Portionen:

- 1 Karotte
- 2 mittelgroße Tomaten
- 150 g Hühnerbrust, in schmale Streifen geschnitten
- 2 EL Rapsöl
- Salz
- Pfeffer
- Paprikapulver edelsüß
- Kreuzkümmel, gemahlen
- 2 EL Zwiebel, fein gewürfelt
- 100 g Kichererbsen aus der Dose, abgespült und abgetropft
- 5 EL (50 g) Couscous

Zubereitung:

Wasser zum Kochen bringen. Couscous in eine hitzebeständige Dessertschüssel geben und leicht salzen. Mit ca. 5 EL kochendem Wasser aufgießen (gleiche Menge wie Couscous), kurz verrühren, zudecken und stehen lassen. Öl in einer beschichteten Pfanne erhitzen, Hühnerstreifen darin unter Wenden bei mittlerer Hitze rundum anbraten. Mit Salz, Pfeffer, Paprikapulver und Kreuzkümmel würzen. Weitere 2–3 Minuten braten, sodass das Fleisch goldbraun wird. Fleisch aus der Pfanne nehmen und in Alufolie wickeln. Zwiebeln im Bratfett glasig andünsten. Karotten schälen, kleinwürfelig schneiden, 1–2 EL Wasser zufügen und zugedeckt etwa 10 Minuten bei mittlerer Hitze garen; dabei evtl. noch etwas Wasser dazugeben. Die Tomaten würfeln, in die Pfanne geben und 5 Minuten mitschmoren lassen. Kichererbsen und Putenstreifen samt ausgetretenem Fleischsaft wieder in die Pfanne geben und nochmals kurz erwärmen. Mit Salz und Pfeffer abschmecken. Den Couscous mit einer Gabel auflockern und mit dem Geschnetzelten servieren.

Energie	Eiweiß	Fett	KH	Kalzium
314 kcal	24 g	15 g	20 g	73 mg

LINSENRAGOUT MIT HUHN UND CURRY

Zutaten für 2 Portionen:

- 150 g Hühnerfilet, gewürfelt
- 1 EL Rapsöl
- 1 kleine Dose braune Linsen (240 g Abtropfgewicht), gewaschen und abgetropft
- ½ Gemüsebrühwürfel
- 1 TL Maisstärke
- 50 ml Milch (max. 1,8 % Fett)
- ½ dünne Stange Lauch, in Ringe geschnitten
- 2 EL Schnittlauch, in Röllchen (frisch oder tiefgekühlt)
- 1 flacher TL Currypulver
- Salz
- Pfeffer
- Zitronensaft

Zubereitung:

Hühnerwürfel mit Salz und Pfeffer würzen und in einer tiefen Pfanne in Rapsöl anbraten. Wenn die Würfel leicht gebräunt sind, herausnehmen und beiseite stellen. Im Bratenrückstand die Lauchringe anschwitzen, Currypulver 30 Sekunden mitrösten und mit 100 ml Wasser ablöschen. Suppenwürfel hinzufügen. Fleisch mit abgetropftem Saft hinzufügen und mitköcheln lassen. Maisstärke und Milch glatt rühren und rasch in die kochende Mischung einrühren, gut verteilen und 5 Sekunden eindicken lassen. Linsen hinzugeben und kurz aufkochen. Mit Salz, Zitronensaft und frischem Schnittlauch abschmecken.

Energie	Eiweiß	Fett	KH	Kalzium
208 kcal	23 g	7 g	12 g	102 mg

FASCHIERTER BRATEN (HACKBRATEN)

Zutaten für 7 Portionen:

- 500 g mageres, gemischtes Faschiertes (Hackfleisch)
- 1 altbackene Semmel (Brötchen), in Stücke geschnitten
- 100 ml Milch (max. 1,8 % Fett)
- 1 kleine Zwiebel, fein geschnitten
- 1 Knoblauchzehe, gehackt
- 1 EL Rapsöl
- 1 EL Petersilie, gehackt (frisch oder tiefgekühlt)
- 1 Ei
- 1 TL Thymian (frisch oder getrocknet)
- 1 TL Oregano (frisch oder getrocknet)
- 1 TL Estragonsenf
- 1 Prise Muskatnuss, gerieben
- 4 Scheiben Rohschinken
- Salz
- Pfeffer

Zubereitung:

Backofen auf 180° C Umluft oder 200° C Ober- und Unterhitze vorheizen. Semmel in Würfel schneiden, mit Milch übergießen und zu einer feinen Masse zerstampfen. Zwiebel und Knoblauch in Rapsöl glasig braten und abkühlen lassen. In einer Schüssel Fleisch, Ei und die Semmelmasse vermengen und alle Gewürze und Kräuter hinzufügen. Mit Salz und Pfeffer abschmecken und die Masse gründlich vermischen. Backblech mit Backpapier belegen. Faschiertes zu einem ovalen Braten von ca. 5 cm Breite formen. Den Braten mit dem Rohschinken belegen und leicht andrücken. Auf mittlerer Schiene ca. 40 Minuten braten.

Dazu: Kartoffeln und Salat

Energie	Eiweiß	Fett	KH	Kalzium
226 kcal	16 g	15 g	7 g	36 mg

HAUPTSPEISEN MIT FISCH

FISCH MIT GEMÜSE IM BACKPAPIER

Zutaten für 1 Portion:

- 150 g Fischfilet (jede Sorte möglich)
- 1 EL Frühlingszwiebel, gehackt
- 50 g Zucchini, in dünne Scheiben geschnitten
- 4 Cocktailtomaten, geviertelt
- 3 schwarze Oliven, entsteint und halbiert
- Etwas Schale einer unbehandelten Zitrone
- 1 EL Zitronensaft
- Salz
- Pfeffer
- Knoblauchgranulat
- ½ TL Thymian, gerebelt (frisch oder getrocknet)
- 1 EL Rapsöl

Zubereitung:

Ofen auf 200°C Ober- und Unterhitze vorheizen. Ein großes, rechteckiges Stück Backpapier (etwa ⅔ der Größe eines Backblechs) und zwei große Büroklammern aus Metall bereitlegen.

Fisch mit Zitronensaft, Salz und Pfeffer einreiben und in die Mitte des Backpapiers legen. Die restlichen Zutaten auf den Fisch schichten. Alles mit Salz, Pfeffer, etwas Zitronenschale, Thymian und Knoblauchgranulat bestreuen und mit Rapsöl beträufeln. Das Backpapier einschlagen und längsseits mehrmals umfalten, bis es am Gemüse anliegt. Die Seiten ebenfalls umfalten und mit den Heftklammern befestigen. Der Dampf soll nicht entweichen können. Das Päckchen 20 Minuten im Ofen garen.

Dazu: Vollkornreis oder Kartoffeln

Tipp: Diese Päckchen im Ofen kann man nach Lust und Laune variieren. Sie schmecken auch köstlich mit Hühnerfilet und anderen Gemüsesorten.

Energie	Eiweiß	Fett	KH	Kalzium
296 kcal	31 g	17 g	5 g	95 mg

KABELJAU IM SUPPENBETT

Zutaten für 2 Portionen:

- ½ Stange Lauch, in feine Ringe geschnitten
- 2 Karotten, geschält und in kleine Würfel geschnitten
- 2 EL Olivenöl
- 1 TL Gemüsesuppenpulver
- ½ TL bunte Pfefferkörner
- 1 Lorbeerblatt
- 1 Schuss Weißwein (wenn vorhanden)
- 50 ml Kaffeesahne oder fettreduziertes Schlagobers (Sahne)
- Salz
- 1 EL Petersilie, gehackt (frisch oder tiefgekühlt)
- 300 g Kabeljaufilet (frisch oder tiefgekühlt und aufgetaut)

Zubereitung:
In einer hohen Pfanne oder Kasserolle Olivenöl erhitzen, Lauch und Karotten anschwitzen, mit ca. 300 ml heißem Wasser aufgießen. Suppenpulver, Pfefferkörner und Lorbeerblatt hinzufügen und ca. 10 Minuten köcheln lassen. Weißwein und Obers hinzugeben und mit Salz abschmecken. Kurz vor dem Servieren Hitze reduzieren, den Fisch einlegen, zudecken und einige Minuten gar ziehen lassen. Fisch auf Suppengemüse und etwas Suppe servieren und mit Petersilie garnieren.

Dazu: Vollkornbaguette

Energie	291 kcal
Eiweiß	29 g
Fett	17 g
KH	6 g
Kalzium	124 mg

GARNELEN MIT INGWER, CHILI UND KNOBLAUCH

Zutaten für 2 Portionen:

- 16 (160 g) Riesengarnelen, geschält (frisch oder tiefgekühlt und aufgetaut)
- Ein 2 cm großes Stück Ingwer, geschält und fein gehackt
- Chiliflocken oder frische Chili nach Geschmack
- Knoblauchgranulat
- Saft von ½ Zitrone
- 2 EL Olivenöl
- 1 EL Petersilie, gehackt (frisch oder tiefgekühlt)
- Salz

Zubereitung:
Garnelen mit Ingwer, Zitrone, Chili, Olivenöl und Knoblauchgranulat marinieren und ca. 10 Minuten stehen lassen. Eine beschichtete Pfanne erhitzen und die Mischung darin anbraten. Die Garnelen nur ca. 1 Minute auf jeder Seite anbraten und evtl. noch Zitronensaft hinzufügen. Kurz vor dem Ausschalten mit Salz und Petersilie würzen und einmal durchrühren – fertig!

Dazu: Blattsalat und Gebäck

Energie	190 kcal
Eiweiß	17 g
Fett	12 g
KH	5 g
Kalzium	53 mg

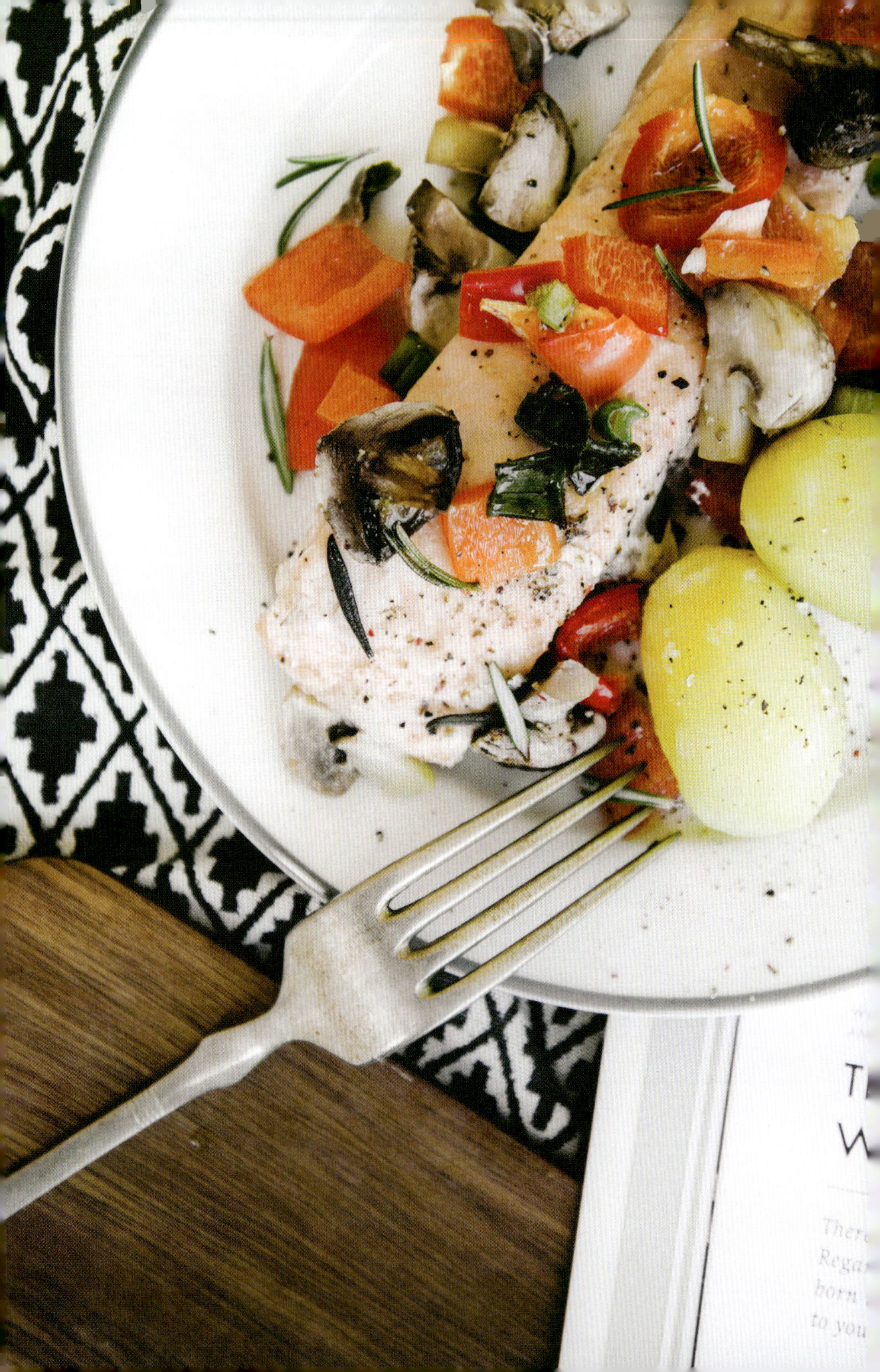

KNUSPRIGER LACHS MIT OFENGEMÜSE

Zutaten für 2 Portionen:

- 2 Lachsfilets mit Haut (ca. à 150 g)
- 1 rote Paprika, entkernt und in 2 cm große Würfel geschnitten
- 1 Frühlingszwiebel, in 2 cm große Stücke geschnitten
- Saft von ½ Zitrone
- 200 g Champignons, gewaschen und geviertelt
- Rosmarin, fein gerebelt (frisch oder getrocknet)
- Salz
- Pfeffer
- 2 EL Olivenöl

Zubereitung:

Backofen auf 190° C Umluft vorheizen. Lachs mit Zitronensaft einreiben und mit Salz und Pfeffer würzen. Eine Auflaufform mit Olivenöl ausstreichen, den Lachs mit der Haut nach oben einlegen. Paprika, Champignons und Frühlingszwiebel um den Lachs herum verteilen. Zitronenhälfte mit der flachen Seite nach unten dazulegen. Mit Salz, Pfeffer und Rosmarin würzen und mit etwas Olivenöl beträufeln. Ca. 20 Minuten braten, bis die Haut knusprig ist. Die Zitrone vorsichtig mit einer Zange über dem Fisch auspressen und servieren.

Dazu: Kartoffeln oder Vollkornreis

Energie	Eiweiß	Fett	KH	Kalzium
322 kcal	31 g	20 g	5 g	43 mg

HEIDIS LACHS IN TOMATENSAUCE AUS DEM OFEN

Zutaten für 2 Portionen:

- 2 Lachsfilets (à 125 g) (frisch oder tiefgekühlt und aufgetaut)
- 400 g passierte Tomaten (Polpa) aus der Dose
- 2 Knoblauchzehen, feinblättrig geschnitten
- Zitronensaft
- Salz
- Pfeffer
- 2 EL Olivenöl
- 2 EL Petersilie, gehackt (frisch oder tiefgekühlt)

Zubereitung:

Backofen auf 180° C Umluft oder 200° C Ober- und Unterhitze vorheizen. Die Lachsfilets kräftig mit Zitronensaft einreiben und mit Pfeffer würzen. Die Filets in eine kleine Auflaufform legen und die Tomatensauce dazugießen. Die Lachsfilets sollen fast bedeckt sein, dürfen aber auch ein wenig herausstehen. Sauce und Lachs mit Salz und Pfeffer würzen und mit Knoblauch bestreuen. Mit 2 EL Olivenöl beträufeln und ca. 25 Minuten im Ofen braten. Vor dem Servieren mit frischer Petersilie bestreuen.

Dazu: Vollkornbaguette oder Kartoffeln

Energie	Eiweiß	Fett	KH	Kalzium
339 kcal	27 g	23 g	5 g	60 mg

HAUPTSPEISEN VEGETARISCH

VEGANE PROTEIN-BOWL

Zutaten für 2 Portionen:

- 50 g Quinoa
- 4 mittelgroße Brokkoliröschen
- 100 g Tofu natur, in Würfel geschnitten
- 50 g Kichererbsen
- 2 EL Olivenöl
- 1 EL Sojasauce
- 1 TL Paprikapulver edelsüß
- Salz

Für das Dressing:

- 50 ml Gemüsesuppe
- ¼ Zwiebel, klein geschnitten
- 1 EL Tahini (Sesampaste)
- Saft von ½ Zitrone
- 1 Msp Chilipulver
- 1 TL Honig
- Koriander gehackt (frisch oder tiefgekühlt) zum Garnieren

Zubereitung:

Quinoa in einem Sieb unter fließendem Wasser gründlich abspülen. In einem Topf 100 ml Wasser erhitzen, leicht salzen und Quinoa zum kochenden Wasser geben. Ca. 10 Minuten leicht köcheln lassen, Herdplatte abschalten und ca. 15 Minuten ausquellen lassen. Inzwischen die Brokkoliröschen in wenig Salzwasser weich kochen.

Kichererbsen abgießen und gut abtropfen lassen. In einer Auflaufform mit Olivenöl, Paprikapulver und Salz vermengen und im vorgeheizten Backofen bei 180° C 15–20 Minuten rösten. Gelegentlich umrühren. In einer Pfanne 1 EL Olivenöl erhitzen, die Tofuwürfel darin rundum anbraten und mit Sojasauce ablöschen.

Für das Dressing alle Zutaten gut vermengen und pürieren. Quinoa, Brokkoli, geröstete Kichererbsen und Tofu nebeneinander in 2 Schüsseln anrichten. Mit dem Dressing beträufeln und mit gehacktem Koriander garnieren.

Tipp: Statt Tofu kann auch Seitan (aus Weizeneiweiß) oder Tempeh (aus fermentierten Sojabohnen) verwendet werden.

Energie	Eiweiß	Fett	KH	Kalzium
215 kcal	15 g	13 g	24 g	157 mg

DAS BESTE CHILI SIN CARNE MIT SOJAGRANULAT

Zutaten für 4 Portionen:

- 8 EL (80 g) Sojagranulat
- 1 TL Gemüsesuppenpulver
- 1 kleine Zwiebel
- 1 Knoblauchzehe
- 3 EL Olivenöl
- ½ TL Kreuzkümmel, gemahlen
- ¼ Zimtstange
- Salz
- Pfeffer
- Chiliflocken nach Geschmack
- 1 Dose (400 g) Tomaten in Stücken
- 50 g getrocknete Tomaten ohne Öl
- 1 Dose (400 g) Kidneybohnen, abgetropft
- 1 kleine Dose (150 g) Mais, abgetropft

Zubereitung:

Sojagranulat und Suppenpulver mit ca. 500 ml kochendem Wasser übergießen und mind. 10 Minuten quellen lassen. Tomatenstücke, 2 EL Olivenöl und getrocknete Tomaten in einem Mixer fein pürieren. Zwiebel und Knoblauch fein hacken und in etwas Olivenöl goldbraun anbraten. Kreuzkümmel und Chiliflocken kurz mitbraten und mit Tomatensauce aufgießen. Sojagranulat abseihen und gemeinsam mit Salz, Pfeffer, Zimtstange und 100 ml Wasser hinzufügen. Die Mischung zugedeckt auf kleinster Flamme 1,5 Stunden köcheln lassen und immer wieder umrühren. Falls das Chili zu dick wird, mit Wasser aufgießen. Die Kidneybohnen und den Mais nach 1 Stunde Kochzeit hinzufügen.

Man kann das Chili auch sehr gut am Vortag vorbereiten.

Dazu: Vollkornbaguette

Energie	Eiweiß	Fett	KH	Kalzium
268 kcal	17 g	10 g	27 g	96 mg

KAROTTENBÄLLCHEN

Zutaten für 2 Portionen:

- 5 Karotten
- ½ kleine Zwiebel, fein gewürfelt
- 80 g Feta
- 40 g Vollkornweizenmehl
- 1 Knoblauchzehe, fein gehackt
- 1 Ei
- Salz
- Pfeffer
- Petersilie, gehackt (frisch oder tiefgekühlt)

Zubereitung:

Karotten schälen und fein reiben, die Flüssigkeit ausdrücken. Backofen auf 180° C Umluft vorheizen. Feta fein würfeln, mit Ei und Mehl glatt rühren. Karotten, Zwiebel und Knoblauch dazugeben, mit Petersilie, Salz und Pfeffer abschmecken. Kleine Bällchen formen und auf ein Backblech setzen. Ca. 25 Minuten backen.

Dazu: Joghurtsauce (S. 135) und Salat

Energie	Eiweiß	Fett	KH	Kalzium
244 kcal	14 g	13 g	17 g	244 mg

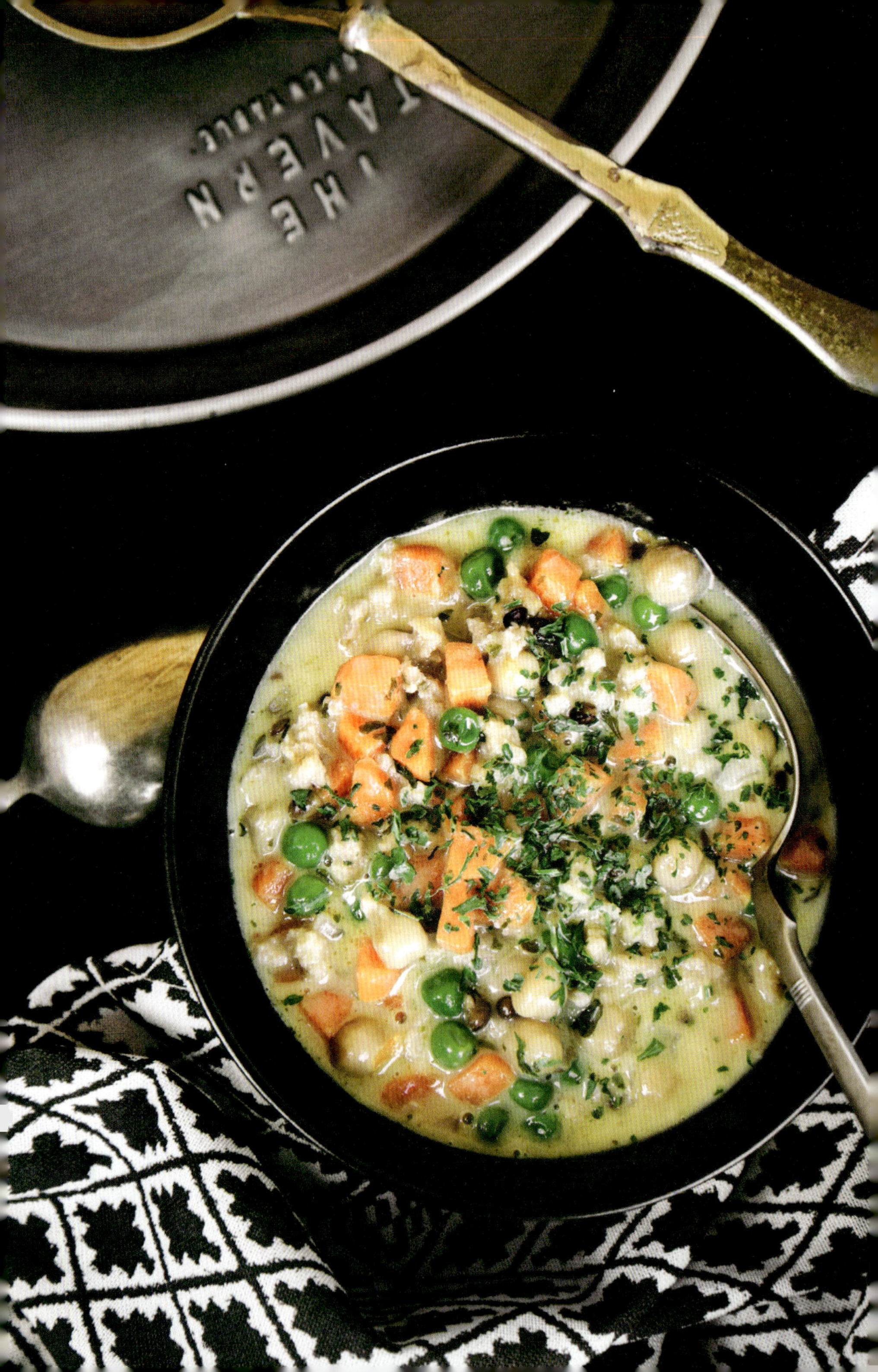
THE TAVERN

GEMÜSECURRY MIT LINSEN

Zutaten für 2 Portionen:

- 1 Zwiebel, fein geschnitten
- 1 EL Rapsöl
- 4 EL Sojagranulat
- 3 Karotten, in kleine Würfel geschnitten
- 3 EL Erbsen (tiefgekühlt)
- 1 Knoblauchzehe, gehackt
- 400 ml Kokosmilch light (ca. 5 % Fett)
- 1 TL Gemüsesuppenpulver
- 50 g rote Linsen, getrocknet
- 100 g Kichererbsen (aus der Dose)
- Salz
- Pfeffer
- Petersilie, gehackt (frisch oder tiefgekühlt)
- ½ TL Currypaste (Massaman) oder 1 TL Currypulver

Zubereitung:

Zwiebel und Knoblauch in Rapsöl anbraten, bis sie goldbraun werden, Currypaste kurz mitbraten und mit Kokosmilch aufgießen. Gemüsesuppenpulver, Sojagranulat, Linsen, Erbsen und Karotten hinzufügen und ca. 10 Minuten köcheln lassen. Falls das Curry zu dick wird, mit Wasser aufgießen und immer wieder umrühren. Die Kichererbsen 2 Minuten vor dem Ende der Kochzeit hinzufügen. Wenn die Linsen und die Karotten weich sind, mit Salz, Pfeffer und Petersilie abschmecken.

Energie	Eiweiß	Fett	KH	Kalzium
316 kcal	18 g	11 g	37 g	180 mg

SAUCE BOLOGNESE MIT SOJAGRANULAT

Zutaten für 4 Portionen:

- 8 EL (80 g) Sojagranulat
- 1 TL Gemüsesuppenpulver
- 500 ml passierte Tomaten
- 1 kleine Zwiebel, fein geschnitten
- 1 Knoblauchzehe, fein gehackt
- 2 EL Olivenöl
- Salz
- Pfeffer
- 1 TL Oregano (getrocknet)
- 1 TL Thymian (getrocknet)
- 1 Lorbeerblatt

Zubereitung:

Sojagranulat und Suppenpulver mit ca. 500 ml kochendem Wasser übergießen und mind. 10 Minuten quellen lassen. Zwiebel und Knoblauch in Olivenöl anbraten, bis sie leicht gebräunt sind. Mit passierten Tomaten aufgießen, Oregano, Thymian und Lorbeerblatt hinzufügen und mit Salz und Pfeffer würzen. Sojagranulat abgießen und ebenfalls beimengen. Mindestens 20 Minuten einkochen lassen und immer wieder umrühren. Eventuell mit Wasser aufgießen, falls die Sauce zu dick wird. Die Sauce schmeckt am besten, wenn sie am Vortag zubereitet wird.

Tipp: Die Sauce Bolognese kann man portionsweise einfrieren.

Energie	Eiweiß	Fett	KH	Kalzium
136 kcal	10 g	6 g	10 g	65 mg

SABINES KARFIOL-BROKKOLI-STRUDEL

Zutaten für 4 Portionen (2 Strudel):

- 500 g Brokkoli- und Karfiol-(Blumenkohl-) röschen, evtl. auch Romanesco (tiefgekühlt und aufgetaut)
- 1 Packung Strudelblätter (2 Strudel mit je 2 Blättern)
- 1 Ei
- ⅛ l Sauerrahm (saure Sahne)
- 2 EL Petersilie, gehackt (frisch oder tiefgekühlt)
- 100 g Gouda, gerieben
- Salz
- Pfeffer
- Muskatnuss
- Rapsöl zum Bestreichen

Zubereitung:

Backofen auf 200° C Ober- und Unterhitze vorheizen. Ei und Sauerrahm verrühren und kräftig mit Salz, Pfeffer und Muskatnuss würzen (kann leicht übersalzen sein, da das Gemüse ungewürzt ist). Gemüse, Petersilie und Käse hinzufügen und alles gut vermengen. Strudelblätter in der Mitte mit jeweils der Hälfte der Masse befüllen, sodass genug Teig zum Einschlagen übrig bleibt. Auf ein mit Backpapier belegtes Blech legen und mit Öl bestreichen. Vorsichtig einige Male mit einer Messerspitze einstechen und ca. 35 Minuten backen.

Tipp: Der Strudel schmeckt auch kalt hervorragend und lässt sich gut einfrieren.

Dazu: Joghurtsauce (S. 135) und Salat

Energie	Eiweiß	Fett	KH	Kalzium
375 kcal	16 g	23 g	26 g	324 mg

FASCHIERTE TOFULAIBCHEN „WIE VON OMA"

Zutaten für 8 Portionen (16 kleine Laibchen von 4 cm Durchmesser):

- 1200 g Tofu natur
- 1 EL Dinkelvollkorngrieß
- 1 EL Flohsamenschalen
- 40 ml Milch (max. 1,8 % Fett)
- ½ kleine Zwiebel, fein geschnitten
- 1 Ei
- 2 TL Estragonsenf
- 1 TL Majoran
- 1 EL Petersilie, gehackt (frisch oder tiefgekühlt)
- 1 Spritzer Zitronensaft
- Salz
- Pfeffer
- etwas Semmelbrösel (Paniermehl)
- 4 EL Rapsöl

Zubereitung:
Die Zwiebel in Rapsöl goldbraun anbraten und abkühlen lassen. Den Tofu mit Ei, Dinkelvollkorngrieß, Flohsamenschalen und Milch pürieren, sodass eine feine Masse entsteht. Mit Senf, Petersilie, Majoran, Zitrone, Salz und Pfeffer würzen. Die abgekühlte Zwiebel hinzugeben. Wenn die Masse zu trocken erscheint, etwas Milch hinzufügen. Laibchen formen, in Semmelbröseln wälzen und in Rapsöl bei mittlerer Hitze beidseitig herausbraten. Laibchen nicht zu groß formen, da sie sonst innen roh bleiben und außen anbrennen.

Dazu: gemischter Salat sowie zuckerfreies Ketchup und Senf

pro Laibchen

Energie	Eiweiß	Fett	KH	Kalzium
103 kcal	5 g	8 g	2 g	57 mg

SCHNELLE ZOODLES (ZUCCHINI SPAGHETTI)

Zutaten für 2 Portionen:

- 1 Zucchini
- 80 g Feta, zerbröckelt
- 4 Stück getrocknete Tomaten (ohne Öl), grob gehackt
- 1 Knoblauchzehe, fein gehackt
- 1 EL Olivenöl
- 1 Spritzer Zitronensaft
- 1 EL Basilikum (frisch oder tiefgekühlt), grob gehackt
- Salz, Pfeffer

Zubereitung:
Zucchini waschen und mit dem Spiralschäler zu „Spaghetti" verarbeiten. Alternativ Zucchini mit dem Schäler in dünne Streifen hobeln und einzeln in feine Streifen schneiden. Olivenöl in einer beschichteten Pfanne erhitzen, Knoblauch darin kurz anschwitzen, Zucchini-Spaghetti hinzugeben und langsam braten, bis die gewünschte Konsistenz erreicht ist. Vor dem Servieren Tomaten und Feta untermengen, mit einem Spritzer Zitronensaft, Salz und Pfeffer würzen. Zum Schluss mit Basilikum bestreuen.

Energie	Eiweiß	Fett	KH	Kalzium
173 kcal	10 g	13 g	4 g	209 mg

SALATDRESSINGS UND SAUCEN

Die Portionen sind für Beilagensalate kalkuliert. Für größere Mengen Salat vermehren Sie alle Zutaten außer dem Salatöl im gleichen Verhältnis.

Für eine Beilagenportion rechnet man 1 TL Öl pro Portion. Für eine Hauptspeisenportion nimmt man 1 EL (7 g) pro Person.

ZITRONENDRESSING

Zutaten für 1 Portion:

- 2 EL frisch gepresster Zitronensaft
- 1 EL Wasser
- 1 Msp. scharfer Senf
- 1 TL Schnittlauch, in Röllchen (frisch oder tiefgekühlt)

Wem diese Variante zu sauer ist:

- 1 Tropfen flüssiger Süßstoff (vorsichtig dosieren)
- 1 TL Rapsöl
- Salz

Zubereitung:

Alle Zutaten gut vermengen.

Energie	Eiweiß	Fett	KH	Kalzium
55 kcal	0,3 g	5 g	2 g	10 mg

DAS EINFACHSTE DRESSING DER WELT

Zutaten für 1 Portion:

- 1 EL Balsamicoessig
- 1 EL Sojasauce
- Wenig Knoblauchgranulat nach Geschmack
- 1 TL Olivenöl
- 1 EL Wasser, falls der Geschmack zu intensiv ist

Zubereitung:

Alle Zutaten gut vermengen.

Energie	Eiweiß	Fett	KH	Kalzium
57 kcal	1 g	6 g	0,6 g	10 mg

JOGHURTSAUCE

Zutaten für 1 Portion:

- 50 ml Joghurt natur (1 % Fett)
- 50 ml griechisches Joghurt fettreduziert (2 % Fett)
- 1 TL Schnittlauch, in Röllchen (frisch oder tiefgekühlt)
- Salz
- Pfeffer

Zubereitung:

Alle Zutaten gut vermischen.

Hier können Sie natürlich alle beliebigen Kräuter verwenden oder nach Geschmack noch etwas Senf und Knoblauch hinzufügen.

Energie	Eiweiß	Fett	KH	Kalzium
56 kcal	3 g	0,8 g	2 g	130 mg

SÜSSES FÜR DIE GUTE LAUNE

CHIA-SCHOKO-PUDDING

Zutaten für 2 Portionen:

- 100 ml Milch (max. 1,8 % Fett)
- 25 ml Kokosmilch light
- 1 TL Kakaopulver
- 20 g Chiasamen
- 1 gehäufter EL (10 g) Eiweißpulver natur
- 1 Spritzer flüssiger Süßstoff

Zubereitung:
Alle Zutaten (zuerst die flüssigen und dann die festen) in einen Mixer oder Blender geben und kräftig pürieren. (Ein Pürierstab tut es auch.) Süße nochmals abschmecken und den Pudding für ca. 20 Minuten in den Kühlschrank stellen. Danach gut durchmischen.

Energie	Eiweiß	Fett	KH	Kalzium
90 kcal	9 g	5 g	4 g	94 mg

TOPFEN-GRIESS-SOUFFLÉ MIT OBST

Zutaten für 4 Portionen:

- 250 g Magertopfen (Magerquark)
- 1/8 l Milch (max. 1,8 % Fett)
- 1 TL Rapsöl
- 3 EL Dinkelvollkorngrieß
- 2 Eiweiß
- Salz
- 8 EL Beeren (Erdbeeren, Himbeeren, Ribisel/ Johannisbeeren etc.) (frisch oder tiefgekühlt)
- 1 EL brauner Zucker
- Flüssiger Süßstoff nach Geschmack

Zubereitung:
4 mittelhohe Teetassen als Förmchen verwenden, dünn mit Butter ausstreichen. Backofen auf 200° C vorheizen. Das Obst waschen und je nach Sorte entsteinen und zerkleinern (etwa 1 cm² große Stücke). Beiseite stellen. Topfen, Milch, Rapsöl, Grieß, Zucker und evtl. Süßstoff verrühren. Das Eiweiß mit einer Prise Salz steif schlagen und unter die Masse heben. Nun die Tassen befüllen: 2 EL Masse, dann 1 EL Obst und dann bis 1/3 unter den Rand der Tasse mit Masse anfüllen. Zuletzt ein paar Beeren darauf verteilen. Die Soufflés in ca. 20 Minuten goldbraun backen, bis sie aufgehen und goldbraun sind. Gleich in der Tasse servieren.

Energie	Eiweiß	Fett	KH	Kalzium
138 kcal	11 g	0,3 g	5 g	83 mg

BLITZSCHNELLES JOGHURT-FRUCHTEIS

Zutaten für 2 Portionen:

- 200 ml Joghurt (1 % Fett)
- 200 g gefrorene Erdbeeren
- Flüssiger Süßstoff nach Geschmack

Zubereitung:

Erdbeeren mit dem Joghurt vermischen und mit einem Mixer pürieren. Die Masse wird sofort fest wie Eis. Masse einmal vom Rand in die Mitte schieben. Wenn sie zu hart wird, etwas Wasser hinzugeben. Mit Süßstoff abschmecken, noch einmal durchmixen und sofort genießen.

Tipp: Statt Erdbeeren können Sie auch Heidelbeeren, Himbeeren oder gemischte Waldbeeren verwenden.

Energie	Eiweiß	Fett	KH	Kalzium
36 kcal	3 g	0,3 g	5 g	83 mg

MARILLEN-HAFER-MUFFINS

Zutaten für 12 Portionen (12 Stück):

- 100 g Haferkleie
- 70 g Haselnüsse, gerieben
- 40 g getrocknete Marillen (Aprikosen), fein gehackt
- 1 Pkg. Vanillezucker
- 3 Eiweiß, steif geschlagen
- 1 Prise Zimt
- ½ kleiner Apfel, geschält und gerieben
- ⅛ l Milch (max. 1,8 % Fett)
- 2 EL Ahornsirup
- Flüssiger Süßstoff nach Geschmack

Zubereitung:

Backofen auf 200 °C vorheizen. Apfel schälen und reiben, Eiweiß steif schlagen und beiseite stellen. In einer großen Schüssel Kleie, Nüsse, gehackte Marillen, Zimt und Vanillezucker vermengen (alles in dieser Schüssel gleich nacheinander abwiegen). Milch, Ahornsirup, flüssigen Süßstoff und den geriebenen Apfel zu den Trockenzutaten hinzufügen. Das steife Eiweiß ganz vorsichtig portionsweise unter die Masse heben. Die fertige Masse entweder in ein Muffinblech füllen oder mit einem Esslöffel Häufchen auf ein Blech mit Backpapier setzen. Ca. 15–17 Minuten backen.

Tipp: Diese Muffins lassen sich auch einfrieren.

Energie	Eiweiß	Fett	KH	Kalzium
74 kcal	3 g	4 g	6 g	37 mg

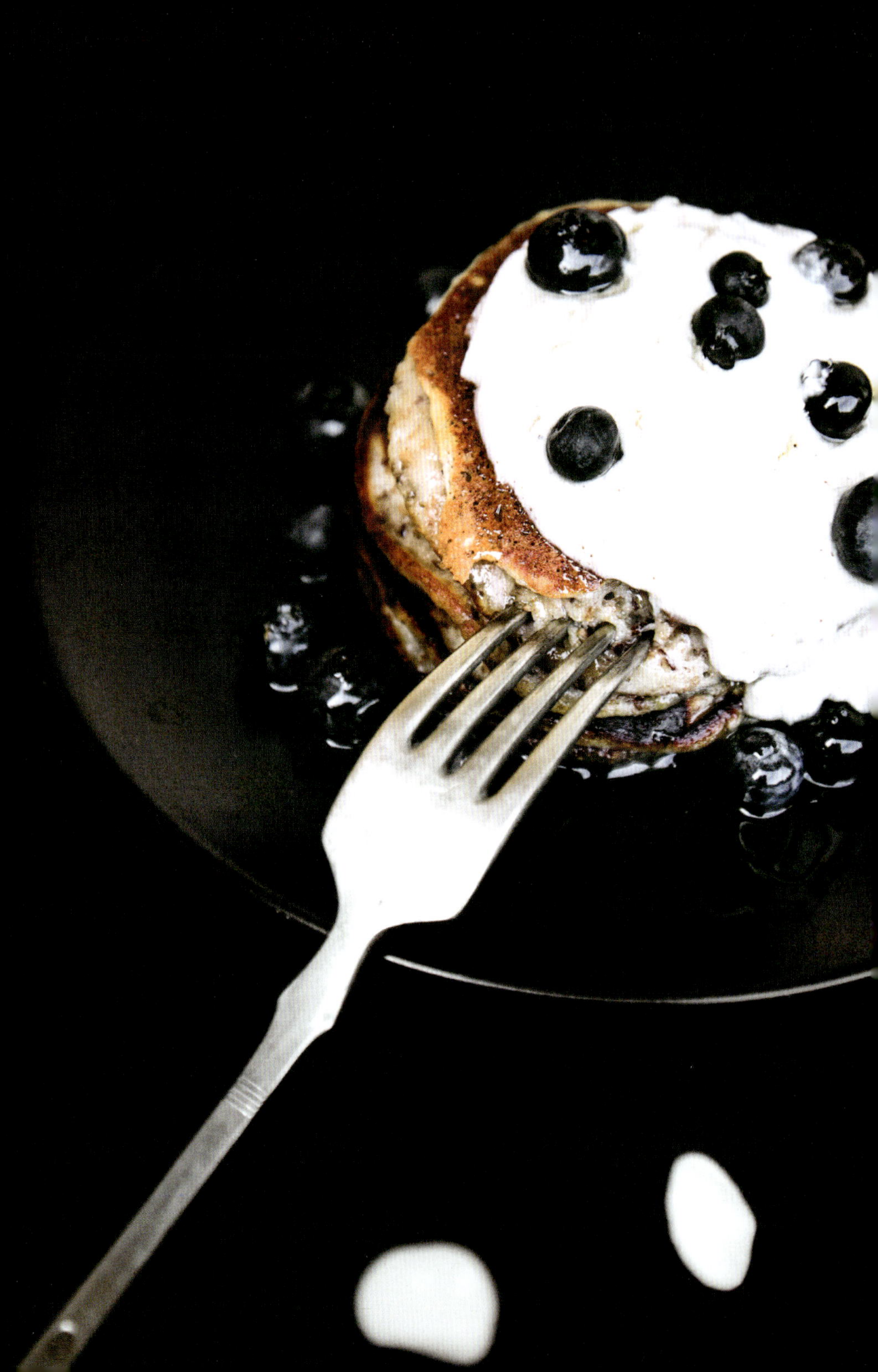

PANCAKES MIT TOPFENCREME UND HEIDELBEEREN

Zutaten für 2 Portionen (6 Pancakes):

- 1 EL Haferkleie
- 1 EL Weizenmehl
- 1 EL Flohsamenschalen
- 2 gehäufte EL (20 g) Eiweißpulver
- 1 Ei
- 1 TL Backpulver
- Salz
- Bourbonvanille, gerieben
- 100 g Apfelmus
- 50 ml Milch (max. 1,8 % Fett)
- 2 EL Rapsöl

Zutaten für 2 Portionen Topfencreme mit Zimt:

- 100 ml Joghurt (1 % Fett)
- 100 ml Magertopfen (Magerquark)
- Zimt
- Flüssiger Süßstoff nach Geschmack
- 100 g Heidelbeeren

Zubereitung Pancakes:

Alle Zutaten, außer Rapsöl, kräftig verrühren. Die Konsistenz sollte wie bei dickem Joghurt sein. Rapsöl in einer beschichteten Pfanne erhitzen und auf mittlere Hitze reduzieren. Mit einem Löffel 4 kleine Fladen in die Pfanne setzen. Erst wenn sich an der Oberseite Bläschen bilden und der Teig langsam stockt, vorsichtig wenden und auf der anderen Seite goldbraun backen. Mit Topfencreme und Heidelbeeren servieren.

Zubereitung Topfencreme:

Alle Zutaten zu einer Creme verrühren und mit Pancakes anrichten.

Energie	Eiweiß	Fett	KH	Kalzium
324 kcal	23 g	15 g	23 g	236 mg

TOPFENKNÖDEL MIT ZIMTBRÖSELN

Zutaten für 5 Portionen (5 Knödel):

- 250 g Magertopfen (Magerquark)
- 1 Ei
- 3 EL Dinkelvollkorngrieß
- 3 EL Semmelbrösel (Paniermehl)
- Salz

Zimtbrösel:

- 4 EL Semmelbrösel (Paniermehl)
- 1 EL Birkenzucker (Xylit)
- 1 Msp. Zimt
- 2 EL Rapsöl

Zubereitung:
Aus Topfen, Ei, Grieß, Semmelbröseln und Salz einen Teig anrühren und mindestens eine halbe Stunde im Kühlschrank rasten lassen. Für die Zimtbrösel Semmelbrösel mit Birkenzucker und Zimt vermischen und beiseite stellen.

Einen großen, hohen Topf mit ca. 1,5 l Wasser zum Kochen bringen. Mit nassen Händen 5 Topfenknödel formen und gleich in das kochende Wasser einlegen. In einer Pfanne Rapsöl erhitzen, die Bröselmischung bei mittlerer Hitze goldbraun rösten und beiseite stellen. Die Knödel 10 Minuten leicht köcheln lassen, bis sie an der Oberfläche schwimmen und um das Doppelte aufgegangen sind. Die Knödel direkt aus dem Kochwasser in die Pfanne geben und in den Bröseln wälzen.

Dazu: zuckerfreies Kompott

Energie	Eiweiß	Fett	KH	Kalzium
165 kcal	10 g	6 g	19 g	75 mg

LEICHTE SCHNEENOCKERL MIT ERDBEERSAUCE

Zutaten für 4 Portionen:

- 2 Eiweiß
- 50 g Erythrit (z. B. Sukrin©)
- 1 l Wasser
- 200 g Erdbeeren (frisch oder tiefgekühlt und aufgetaut)
- Wenig flüssiger Süßstoff nach Geschmack

Zubereitung:
Wasser in einem flachen Topf aufkochen lassen. Eiweiß mit Sukrin zu einem festen Schnee schlagen und mit einem Esslöffel in das dampfende Wasser Nockerln abstechen. Auf jeder Seite kurz sieden lassen, mit einem Schaumlöffel herausnehmen und auf einem Teller abtropfen lassen. Erdbeeren mit dem Stabmixer pürieren und mit Süßstoff abschmecken. Schneenockerln mit der Erdbeersauce anrichten.

Tipp: Die leichten Schneenockerl können auch mit dem Eiweißpudding (siehe S. 75) kombiniert werden.

Energie	Eiweiß	Fett	KH	Kalzium
54 kcal	2 g	0,2 g	3 g	26 mg

ORANGENCREME

Zutaten für 2 Portionen:

- 150 g Magertopfen (Magerquark)
- 50 g Joghurt (1 % Fett)
- 10 ml Milch (max. 1,8 % Fett)
- 50 ml Orangensaft (100 % Fruchtsaft)
- 1 gehäufter EL (10 g) Eiweißpulver
- Flüssiger Süßstoff nach Geschmack

Zubereitung:
Eiweißpulver mit der Milch glatt rühren und mit Topfen und Joghurt vermischen. Orangensaft und Süßstoff unterrühren.

Energie	Eiweiß	Fett	KH	Kalzium
93 kcal	15 g	0,3 g	6 g	140 mg

DAGMARS KOKOS-TOPFEN-BÄLLCHEN

Zutaten für 15 Portionen (15 Stück):

- 250 g Magertopfen (Magerquark)
- 20 g Eiweißpulver (Kokos- oder Vanillegeschmack)
- 40 g Kokosraspeln (20 g für die Masse, 20 g zum Wälzen)
- Etwa 40 g Erythrit (z. B. Sukrin©)
- Salz
- Rumaroma und Vanille nach Geschmack

Zubereitung:
Alle Zutaten gut vermischen und ca. 10 Minuten kühl stellen. Aus der kompakten Masse kleine Bällchen formen und in den restlichen Kokosraspeln wälzen. Die Kokos-Topfen-Bällchen in kleine, bunte Förmchen setzen.

Energie	Eiweiß	Fett	KH	Kalzium
32 kcal	3 g	0,4 g	4 g	22 mg

KASTANIENCREME MIT ZWETSCHKENMUS

Zutaten für 2 Portionen:

- 100 g Magertopfen (Magerquark)
- 100 ml Milch (max. 1,8 % Fett)
- 60 g Kastanienreis (tiefgekühlt)
- 1 Msp. Vanillezucker
- 1 gehäufter EL (10 g) Eiweißpulver
- 2 Zwetschken
- ½ Zimtstange
- 2 Gewürznelken
- Flüssiger Süßstoff nach Geschmack

Zubereitung:

Eiweißpulver in 50 ml Milch glatt rühren und mit Topfen, der restlichen Milch, Kastanienreis, Vanillezucker und Süßstoff mixen. Zwetschken in einem kleinen Topf mit wenig Wasser, der Zimtstange und den Gewürznelken aufkochen lassen. Zugedeckt bei kleiner Flamme einige Minuten köcheln lassen, bis die Zwetschken weich sind. Mit dem Stabmixer pürieren und mit Süßstoff abschmecken. Kastaniencreme mit Zwetschkenmus servieren.

Energie	Eiweiß	Fett	KH	Kalzium
140 kcal	18 g	2 g	17 g	137 mg

LEICHTES TIRAMISU

Zutaten für 4 Portionen:

- 250 g Magertopfen (Magerquark)
- 50 ml Milch (max. 1,8 % Fett)
- 1 Msp. Vanillezucker
- 1–2 Tassen kalter Espresso
- Etwa ½ Pkg. Vollkornbiskotten
- 1 gehäufter EL (10 g) Eiweißpulver
- Flüssiger Süßstoff nach Geschmack
- Kakaopulver zum Bestreuen

Zubereitung:

Eiweißpulver mit Milch glatt rühren und mit Topfen, Vanillezucker und Süßstoff vermengen. Biskotten kurz in den Espresso tauchen und abwechselnd mit der Topfencreme in eine Form schichten. Mit Biskotten beginnen und mit einer Schicht aus Creme abschließen. Tiramisu mindestens 3 Stunden oder über Nacht kalt stellen und vor dem Servieren mit Kakaopulver bestreuen.

Energie	Eiweiß	Fett	KH	Kalzium
157 kcal	14 g	1 g	21 g	97 mg

SELBSTGEMACHTE EIWEISSRIEGEL

Zutaten für 20 Portionen (20 Mini-Riegel):

- 80 g Haferflocken (feinblättrig)
- 5 getrocknete Marillen (Aprikosen) oder andere getrocknete Früchte
- 30 g Haselnüsse oder andere Nüsse, gerieben
- 3 Eier
- 1 große Prise Salz
- 250 g Magertopfen (Magerquark)
- 100 g Naturjoghurt (1 % Fett)
- 40 g Eiweißpulver neutral (auch möglich in den Geschmacksrichtungen Vanille, Schoko etc.)
- Süßstoff nach Geschmack
- 35 g Kochschokolade

Zubereitung:
Backofen auf 170° C Ober- und Unterhitze vorheizen. Backblech mit Backpapier belegen. Haferflocken und Marillen in einem Mixer oder Blender zu grobkörnigem Mehl verarbeiten. Eier und Salz mit dem Mixer schaumig rühren und Nüsse, Topfen, Joghurt und Eiweißpulver hinzufügen. Mit Süßstoff abschmecken – die Riegel benötigen einiges an Süße. Den sehr dicken Teig mit einem feuchten Löffel ca. 2 cm hoch auf das Backblech streichen und 15–20 Minuten backen. Die Masse erst abkühlen lassen, dann die Kochschokolade in einer kleinen Glasschüssel in der Mikrowelle bei 700 Watt ca. 1 Minute schmelzen und gleich auf die Schnitten streichen. Wenn die Glasur gestockt ist, in 20 kleine Riegel schneiden.

Tipp: Die Riegel kann man auch einfrieren. Sie sind ideal für unterwegs!

Energie	Eiweiß	Fett	KH	Kalzium
69 kcal	6 g	3 g	5 g	38 mg

STRACCIATELLA-TOPFEN-CREME

Zutaten für 2 Portionen:

- 150 g Magertopfen (Magerquark)
- 50 g Joghurt (1 % Fett)
- 50 ml Milch (max. 1,8 % Fett)
- 2 EL Zartbitterschokolade, geraspelt
- 1 gehäufter EL (10 g) Eiweißpulver
- Flüssiger Süßstoff nach Geschmack

Zubereitung:
Eiweißpulver mit der Milch glatt rühren und mit Topfen und Joghurt vermischen. Geraspelte Schokolade und Süßstoff unterrühren.

Energie	Eiweiß	Fett	KH	Kalzium
121 kcal	16 g	2 g	8 g	161 mg

DAGMARS TOPFENTORTE

Zutaten für 12 Portionen (12 Stück):

- 750 g Magertopfen (Magerquark)
- 6 Eier
- Etwa 80 g Erythrit (z. B. Sukrin©)
- Salz
- Rumaroma und Vanille nach Geschmack
- 1 unbehandelte Zitrone (Abrieb und Saft)
- 2 TL Backpulver
- 3 TL Guarkernmehl
- 2 TL Butter oder Margarine zum Einfetten der Auflaufform
- Wahlweise 100 g Himbeeren, Heidelbeeren, Marillen (Aprikosen), Zwetschken etc.

Zubereitung:

Backofen auf 150° C (Ober- und Unterhitze) vorheizen. Alle Zutaten (außer dem Obst) in einer Rührmaschine ca. 2 Minuten oder mit dem Handmixer gut verrühren. Eine Auflaufform einfetten, die Masse einfüllen, mit dem Obst belegen/bestreuen, in den vorgeheizten Backofen schieben und ca. 55–60 Minuten backen. Die Topfentorte abkühlen lassen und im Kühlschrank 2–3 Stunden kalt stellen.

Energie	Eiweiß	Fett	KH	Kalzium
105 kcal	13 g	4 g	4 g	112 mg

ERFRISCHENDE GETRÄNKE OHNE ZUCKER

HIMBEER-EISTEE

Zutaten:

- 1 l Wasser
- 3 Beutel Rotbuschtee
- 100 g Himbeeren (frisch oder tiefgekühlt)
- 4 Zweige Minze (frisch)
- Eiswürfel nach Belieben

Zubereitung:
Himbeeren waschen. Teebeutel mit 1 l kochendem Wasser aufgießen und die Hälfte der Himbeeren hinzufügen. Tee nach Anleitung ziehen lassen, dann die Teebeutel entfernen und den fertigen Tee mit den Beeren ca. 30 Minuten im Kühlschrank ziehen lassen. Anschließend die Beeren entfernen, frische Himbeeren und Minze hinzufügen und nach Belieben mit Eiswürfeln auffüllen.

Tipp: Statt Himbeeren eignen sich auch Brombeeren oder Erdbeeren.

PFIRSICH-EISTEE

Zutaten:

- 1 l Wasser
- 3 Beutel Schwarzer Tee
- 4 Pfirsiche
- 4 Zweige Minze (frisch)
- Eiswürfel nach Belieben

Zubereitung:
Pfirsiche waschen und in Spalten schneiden. Teebeutel mit 1 l kochendem Wasser aufgießen und die Hälfte der Pfirsichspalten hinzufügen. Tee nach Anleitung ziehen lassen, dann die Teebeutel entfernen und den fertigen Tee mit den Pfirsichspalten ca. 30 Minuten im Kühlschrank ziehen lassen. Anschließend die Pfirsichspalten entfernen, frischen Pfirsich und Minze hinzufügen und nach Belieben mit Eiswürfeln auffüllen.

GRÜNER TEE MIT ORANGE

Zutaten:

- 1 l Wasser
- 3 Beutel Grüner Tee
- 2 unbehandelte Orangen
- Saft von 1 Limette (optional)
- Eiswürfel

Zubereitung:
Tee nach Anleitung mit 1 l Wasser zubereiten. Orangen waschen, in Scheiben schneiden und hinzufügen. Ziehen lassen, dann die Teebeutel entfernen und den fertigen Tee mit den Orangenscheiben im Kühlschrank ca. 30 Minuten kalt stellen. Vor dem Servieren nach Geschmack Limettensaft hinzufügen und nach Belieben mit Eiswürfeln auffüllen.

ZITRONEN-INGWER-LIMONADE

Zutaten:

- 1 l Wasser
- 2 unbehandelte Zitronen
- 4 Scheiben Ingwer geschält (à ca. 1 cm)
- Eiswürfel

Zubereitung:

Zitronen waschen. Eine Zitrone auspressen, die zweite in Scheiben schneiden. Zitronensaft, Zitronenscheiben und Ingwerscheiben in einem Krug mit Wasser aufgießen. Anschließend im Kühlschrank ca. 30 Minuten ziehen lassen. Vor dem Servieren nach Belieben mit Eiswürfeln auffüllen.

GURKENLIMONADE MIT MINZE

Zutaten:

- 1 l Wasser
- 1 unbehandelte Zitrone
- ½ Salatgurke
- 1 Bund frische Minze
- Eiswürfel

Zubereitung:

Minze gut abspülen. Gurke und Zitrone waschen und in dünne Scheiben schneiden. Minze, Gurken und Zitronenscheiben in einem Krug mit Wasser aufgießen. Die Limonade ca. 30 Minuten im Kühlschrank ziehen lassen und vor dem Servieren nach Belieben mit Eiswürfeln auffüllen.

ERSTE HILFE BEI MAGENBESCHWERDEN

Akutphase bei Sodbrennen, Magenentzündung und Geschwüren

Folgende Getränke, Lebensmittel und Speisen sind für einige Tage bzw. bis zum Abklingen der Beschwerden empfehlenswert:

- Milde Kräutertees, schluckweise getrunken, ungesüßt bzw. mit wenig Süßstoff
- Trockene Lebensmittel wie feines Knäckebrot (Leicht und Cross©), getoastetes Weißbrot, Zwieback oder Reiswaffeln mit fettarmem Frischkäse oder Topfen (Quark) 20 % F. i. T.
- Milde Suppen

Nachfolgend finden Sie einige Rezepturen für die Zubereitung milder Tees und Suppen.

Tipp: Lassen Sie sich die Teemischungen in der Apotheke oder im Kräuterladen abfüllen.

MAGEN-DARM-TEE

Zutaten:

30 g Kamillenblüten
20 g Schafgarbenkraut
10 g Anis
20 g Kümmel
20 g Fenchel

Zubereitung:
2 TL der Kräutermischung mit einer Tasse kochendem Wasser überbrühen, 5 Minuten ziehen lassen und anschließend abseihen.

GASTRITIS-TEE

Zutaten:

20 g Kamille
20 g Pfefferminze
20 g Melisse
10 g Kalmus
5 g Fenchel
5 g Isländisch Moos

Zubereitung:
1 TL der Kräutermischung mit einer Tasse kochendem Wasser überbrühen, 10 Minuten ziehen lassen und anschließend abseihen.

LEINSAMENTEE

Zutaten:

3 EL Leinsamen

Zubereitung:
3 EL Leinsamen über Nacht in ½ l Wasser einweichen und morgens kurz aufkochen. Den Schleim durch ein Tuch abseihen und den Auszug über den Tag verteilt schluckweise trinken.

REISSCHLEIMSUPPE

Zutaten für 1 Portion:

- 4 EL (40 g) Rundkornreis
- 1/4 l Wasser oder milde Gemüsesuppe (Gemüsebrühe)
- 1 Msp. Muskatnuss, gemahlen
- Salz

Zubereitung:
Reis mit Muskatnuss und Salz in Wasser oder Suppe sehr weich kochen und mit dem Stabmixer pürieren.

Energie	Eiweiß	Fett	KH	Kalzium
188 kcal	3 g	5 g	32 g	46 mg

HAFERSCHLEIMSUPPE

Zutaten für 2 Portionen:

- 5 EL (50 g) Haferflocken
- 1/2 l Wasser oder milde Gemüsesuppe (Gemüsebrühe)
- Salz

Zubereitung:
Haferflocken in kaltes Wasser oder in die Suppe geben und langsam aufkochen lassen. Hitze reduzieren und die Suppe so lange kochen, bis die Haferflocken verkocht sind. Mit Salz abschmecken.

Tipp: Pro Portion können Sie auch eine kleine geschälte und fein geraspelte Karotte mitkochen.

Energie	Eiweiß	Fett	KH	Kalzium
93 kcal	4 g	2 g	15 g	19 mg

GRIESSSUPPE

Zutaten für 2 Portion:

- 4 EL (40 g) Grieß
- 1/2 l Wasser oder Gemüsesuppe (Gemüsebrühe)
- Salz

Zubereitung:
Wasser oder Gemüsesuppe aufkochen lassen, Grieß einrühren und für ca. 10 Minuten auf kleiner Stufe weich kochen lassen.

Energie	Eiweiß	Fett	KH	Kalzium
65 kcal	2 g	0,2 g	14 g	17 mg

Anschließend an die Akutphase können Sie Rezepte aus dem Kostaufbau (breiig-weiche Kost und Übergangskost; siehe S. 65 bzw. 79) auswählen.

KLEINES KÜCHENLEXIKON

A	
Ayran	Joghurtgetränk
F	
Faschiertes	Hackfleisch
G	
Grießkoch	Grießbrei
Grießnockerl	Grießklößchen
K	
Karfiol	Blumenkohl
Karotten	Möhren
Knödel	Klöße
Kren	Meerrettich
L	
Lauch	Porree
M	
Marille	Aprikose
Marmelade	Konfitüre
Melanzani	Auberginen
N	
Nockerl	Klößchen
O	
Obers	Sahne

P	
Palatschinke	Pfannkuchen
Polenta	Maisgrieß
Prosciutto	Rohschinken

R	
Ribisel	Johannisbeere
Rollgerste	Graupen
Rote Rübe	Rote Bete
Rucola	Rauke (Salat)

S	
Sauerrahm	Saure Sahne/Schmand
Semmel	Brötchen
Semmelbrösel	Paniermehl
Suppe	hier: Brühe

T	
Topfen	Quark

V	
Vogerlsalat	Feldsalat

Z	
Zwetschken	Pflaumen

ABKÜRZUNGEN

ca.	circa
EL	Esslöffel
F. i. T.	Fett in der Trockenmasse
g	Gramm
kcal	Kilokalorien
KH	Kohlenhydrate
MBY	Magenbypass (Y-Roux-Gastric-Bypass und Omega-Loop-Magenbypass)
mg	Milligramm
ml	Milliliter
µg	Mikrogramm
Msp.	Messerspitze
Pkg.	Packung
SG	Schlauchmagen
Stk.	Stück
TL	Teelöffel

GLOSSAR

Adipositas	Fettleibigkeit
Adipositas-Team	Ein auf Adipositas-Operationen spezialisiertes Team, bestehend aus Chirurg:in, Internist:in, Diätolog:in, Psycholog:in, Physiotherapeut:in
Albumin	Eiweißwert im Blut
Beriberi	Erkrankung aufgrund von Vitamin-B 1(Thiamin)-Mangel
BMI	Body-Mass-Index (kg/m^2)
Dumping-Syndrom	Beschwerdekomplex nach Operationen am Magen
Diabetes mellitus	Zuckerkrankheit
Diätologe/ Diätologin	Gesetzlich anerkannter Gesundheitsberuf, Ernährungsfachkraft
Gastritis	Magenentzündung
Homocystein	Eiweißbaustein des Körpers, Stoffwechselzwischenprodukt
Hypoglykämie	Unterzuckerung, Abfall des Blutzuckerspiegels
Laktoseintoleranz	Milchzuckerunverträglichkeit
Magenpouch	Restmagen
Osteoporose	Knochenschwund
Parathormon	Hormon der Nebenschilddrüse, reguliert den Kalziumspiegel im Blut
Präeklampsie	Schwangerschaftsbedingter Bluthochdruck
Protein	Eiweiß
Pylorus	Magenausgang
Radikalfänger	Chemische Verbindungen (z. B. bestimmte Vitamine), welche Zellschädigungen verlangsamen oder verhindern
Reflux	Sodbrennen
Tinnitus	Ohrgeräusch

PRÄPARATE FÜR DIE EIWEISSERGÄNZUNG

Diese Übersicht soll als Orientierungshilfe dienen. Wir erheben keinen Anspruch auf Vollständigkeit. Es ist möglich, dass andere Präparate ebenfalls geeignet sind.

Medizinische Eiweißpulver- bzw. Apothekenprodukte

Produktname	Firma	Erhältlich	25 g Eiweiß in ...
Resource Instant Protein	Nestlé	Apotheke	28 g Pulver
Fresubin Protein Powder	Fresenius Kabi	Apotheke	29 g Pulver
Protifar	Nutricia	Apotheke	29 g Pulver
AdPro104	MetaX	online	30 g Pulver
Fitness Eiweiß (viele geschmacksrichtungen)	Vitality Nutritionals	Apotheke	30 g Pulver
Adozan Eiweiß 100	Adozan	www.adozan.de	25 g Pulver

Eiweißpulver – speziell für Patient:innen nach Adipositas-Operation

Produktname	Firma	Erhältlich	25 g Eiweiß in ...
Pure Whey Eiweiß (Erdbeer, Vanille, neutral)	Fitforme	www.fitforme.de	28 g Pulver
Whey Pulver	Bariatric Advantage	www.bariatricadvantage.eu	30 g Pulver
Reconbene (Eiweiß plus Vitamine und Kalzium)	Aengus	Vertragsordinationen, Vertragsapotheken in Österreich	45 g Pulver
Nutri Total (Eiweiß plus Vitamine und Kalzium)	Bariatric Advantage	www.bariatricadvantage.eu	Empfohlen: 35 g pro Tag (30 g Eiweiß)
Whey Protein Isolat (WPI Pure)	WLS Products	www.wlsproducts.de	30 g Pulver

Produkte aus Onlinehandel, Drogeriemarkt oder Sporthandel

Verunreinigung mit Prohormonen, Anabolika, Stimulantien möglich. Nur Produkte, die auf der sogenannten Kölner Liste stehen, sind mit hoher Wahrscheinlichkeit frei von Verunreinigungen. http://www.koelnerliste.com

Hier kann nur die **Empfehlung** gegeben werden, ob sich ein Produkt von der Zusammensetzung für adipositaschirurgische Patienten eignet. Die Firmen Power Bar, Peeroton, Best Body Nutrition und Body Attack lassen viele (aber nicht alle) Produkte auf schädliche Verunreinigungen testen und bieten daher beliebte Nahrungsergänzungsmittel.

Eiweißpulver

Produktname	Firma	Erhältlich	25 g Eiweiß in …
Clean Whey (Erdbeer, Schoko, Vanille)	Power Bar	Drogeriemarkt, Sporthandel, online	32 g Pulver
Extreme Iso Whey (viele Geschmacksrichtungen)	Body Attack	Sporthandel, online	30 g Pulver
Whey protein Shake (4 Geschmacksrichtungen)	Peeroton	Sporthandel, Apotheken, online	32 g Pulver
Sportness 90 (Vanille, Schoko, neutral)	Das gesunde Plus	dm Drogeriemarkt, online	29 g Pulver
Impact Whey Isolate (neutral plus viele Geschmacksrichtungen)	Myprotein	Online	28 g Pulver
Vegan Wondershake (viele Geschmacksrichtungen) (vegan, laktosefrei)	The Proteinworks	Online	30 g Pulver
Anovona Veganeo (vegan, laktosefrei)	Anovona	Online	32 g Pulver

Eiweißriegel

Produktname	Firma	Erhältlich	Eiweiß pro Riegel
Skinny Protein Riegel (mehrere Geschmacksrichtungen)	WLS Products	www.wlsproducts.de	15 g
Sportness Riegel 50 % Eiweiß Riegel (mehrere Geschmacksrichtungen)	Das gesunde Plus	dm Drogeriemarkt, online	23 g
PowerBar 52 % Protein Plus Riegel mit Süßungsmittel 50 g	Power Bar	Drogeriemarkt, Apotheke, online	26 g
Multipower 53 % Protein Boost	Multipower	Online	24 g
Sana-pro premium Crispy Waldfrucht	Bodymed	Online, Vertragsärzt:innen	19 g
Sana-pro premium Crunchy Kakao	Bodymed	Online, Vertragsärzt:innen	13 g
Sana-pro premium Knusper	Bodymed	Online, Vertragsärzt:innen	16 g
Sana-pro premium Schoko	Bodymed	Online, Vertragsärzt:innen	24 g
My Vegan Carb Crusher (vegan, laktosefrei)	Myprotein	Online	16 g
Best Body Nutrition Hardcore Protein Block (viele Geschmacksrichtungen)	Best Body Nutrition	Drogeriemarkt, Sporthandel, online	45–48 g

Fertiggetränke und Flüssigkonzentrate

Produkt	Firma	Erhältlich	Eiweiß pro Portion/ Packung
Whey Amino Liquid 100 % hydrolyzed bzw. Whey Amino Shot	Best Body Nutrition	Drogeriemarkt, Sporthandel, online	39 g Eiweiß in 100 ml Flüssigkeit
Your daily protein drink (viele Geschmacksrichtungen) (laktosefrei)	Your daily protein	Supermarkt, online	30 g in 300 ml
Powerbar Protein plus Drink (viele Geschmacksrichtungen)	Power Bar	Sporthandel, online	50 g in 500 ml
Protein Fuel (klarer Molkenprotein-Sirup) 50 ml (laktosefrei)	Biotech	Online	30 g in 50 ml (ergibt 500 ml Limo-Getränk)
Ehrmann High Protein Drink (viele Geschmacksrichtungen) (laktosefrei)	Ehrmann	Supermarkt, Kühlregal	20 g in 250 g
Chiefs Milk Proteindrink (viele Geschmacksrichtungen) (laktosefrei)	Chiefs	Supermarkt, Kühlregal	25 g in 330 g
Sportness Protein Drink Blueberry-Cassis (laktosefrei)	Sportness	dm Drogeriemarkt, online	20 g in 500 ml
Allin light Protein Drink (Schokolade, Vanille, Kaffee)	Allin	Supermarkt, Drogeriemarkt	20 g in 250 ml
nöm pro Drink (Schoko, Vanille, Banane)	nöm	Supermarkt, Kühlregal	35 g in 350 g

Sonstiges

Produkt	Firma	Erhältlich	Eiweiß pro Portion/Packung
nöm pro Topfencreme und Pudding (viele Geschmacksrichtungen)	nöm	Supermarkt/Kühlregal	20 g in 200 g
Chiefs Protein Pudding Choco, Vanille (laktosefrei)	Chiefs	Supermarkt/Kühlregal	20 g in 200 g
Chiefs Protein Bars	Chiefs	Supermarkt, online	20 g in 55 g
Ehrmann High Protein Pudding (viele Geschmacksrichtungen) (laktosefrei)	Ehrmann	Supermarkt/Kühlregal	20 g in 200 g
Ehrmann High Protein Joghurt Erzeugnis (viele Geschmacksrichtungen) (laktosefrei)	Ehrmann	Supermarkt/Kühlregal	20 g in 200 g
The Protein Ice Cream (Eiscreme) 150 ml	Wheyhey	Sporthandel	20 g
Ehrmann High Protein Ice Cream (viele Geschmacksrichtungen)	Ehrmann	Supermarkt/Gefrierfach	9,5 g in 100 g
Tomatensuppe	WLS Products	www.wlsproducts.de	15 g
Proteinsuppe mix (7 Geschmacksrichtungen)	WLS Products	www.wlsproducts.de	18 g
Protein Chips, Original oder Tortilla Style	Quest	Sporthandel, online	17–19 g pro 32 g
Chiefs Protein Sticks (vegan, laktosefrei)	Chiefs	Supermarkt, online	10 g in 30 g
Soja Protein Chips (vegan, laktosefrei)	WLS Products	www.wlsproducts.de	13 g in 30 g

Stand: Juli 2021. Fehler vorbehalten.
Die Nennung der Produkte erfolgte ohne jegliche finanzielle Remuneration.

PRÄPARATE: VITAMINE, MINERALSTOFFE, SPURENELEMENTE

Diese Übersicht soll als Orientierungshilfe dienen. Wir erheben keinen Anspruch auf Vollständigkeit. Es ist möglich, dass andere Präparate ebenfalls geeignet sind.

Multivitaminpräparate – Basis für jeden Tag

Im ersten Jahr sind oft sehr hohe Dosen an Vitaminen notwendig. Wenn sich das Gewicht einpendelt und bei lebenslanger Einnahme besteht auch die Gefahr einer Überdosierung. Alle Vitamine sollten im Blut einen hohen Wert im Normalbereich erreichen. Dauerhaft zu hoch dosiert zu sein ist nicht sinnvoll. Kontrollieren Sie Ihre Vitaminspiegel daher wie auf S. 29 beschrieben ein Leben lang. Die Dosierungsempfehlung sind nur Richtwerte und müssen immer von Ihrer Ärztin bzw. Ihrem Arzt oder Ihrer Ernährungsfachkraft angepasst werden.

Präparate speziell nach Adipositas-Operation

Diese Präparate sind für die Bedürfnisse von Patient:innen nach Adipositaschirurgie entwickelt worden. Wir empfehlen daher als Basis-Multivitaminsupplement eines dieser Produkte.

Produktname	Firma	Form	OP-Methode	Dosierung lt. Firma	Anmerkung	Erhältlich bei
WLS forte (inkl. Eisen)	Fitforme	Kapsel	MBY	1/Tag	Leicht löslich – gut verträglich ab 3 Monate nach OP	www.fitforme.at
WLS forte (ohne Eisen)	Fitforme	Kautablette	MBY	1/Tag	Von Anfang an, Eisen muss zusätzlich eingenommen werden	www.fitforme.at
WLS optimum (inkl. Eisen)	Fitforme	Kapsel	SG	1/Tag	Leicht löslich – gut verträglich 3 Monate nach OP	www.fitforme.at
WLS optimum (ohne Eisen)	Fitforme	Kautablette	SG	1/Tag	Von Anfang an, Eisen muss zusätzlich eingenommen werden	www.fitforme.at
WLS primo	Fitforme	Kapsel	Omega Loop	1/Tag	Leicht löslich	www.fitforme.at
Multi (inkl. Eisen)	Bariatric Advantage	Kautablette	MBY, SG	1/Tag	Langfristig für SG zu hoch dosiert	www.bariatric advantage.eu
Multi (inkl. Eisen)	Bariatric Advantage	Kapsel	MBY, SG	2/Tag 1/Tag	Leicht löslich – gut verträglich ab 3 Monate nach OP	www.bariatric advantage.eu

Multi (inkl. Eisen)	Bariatric Advantage	Streupulver	MBY, SG	1 Messlöffel/Tag	Indiv. Dosierung, geschmacksneutral	www.bariatric advantage.eu
Celebrate ONE (inkl. Eisen)	Celebrate	Kapsel/Kautablette	SG	1/Tag		www.wls products.de
Celebrate multi-complete, 2 Eisen-Dosierungen: 45 mg oder 60 mg	Celebrate	Kautablette	MBY	1–2/Tag (siehe Produktbeschreibung)		www.wls products.de
Celebrate Multivitamin Softchews-Obsttoffees (ohne Eisen)	Celebrate	Toffee	MBY, SG	2/Tag	Bei SG im 2. Jahr ev. 1/Tag Eisen muss zusätzlich eingenommen werden	www.wls products.de
WLS-Multi & Nutura B12 & Vita Ferrum	Nutura	Spray	MBY, SG	3 Sprays, je 2 × 4 Hübe pro Tag bzw. normale Werte im Blut	Vegan; Sprays sind besonders sinnvoll, wenn man mit Kautabletten oder Kapseln den Vitaminspiegel nicht heben kann	www.spray vitamine.at

Handelsübliche Multivitaminpräparate

Diese Multivitaminpräparate sind leicht in der Apotheke erhältlich, sind aber langfristig in ihrer Zusammensetzung nicht optimal für Menschen nach Adipositas-Operation – besonders nach Magenbypass-Operationen.

Produktname	Firma	Form	OP-Methode	Dosierung ca.	Anmerkung	Erhältlich bei
Supradyn forte	Bayer	Filmtabletten	SG	1/Tag	Zusätzlich oft Folsäure, Vitamin A, Eisen und immer B12 notwendig	Apotheke
Supradyn forte	Bayer	Brausetabletten	MBY, SG	1 ½ /Tag	Zusätzlich oft Vitamin A, Eisen und immer B12 notwendig	Apotheke
Centrum frisch und fruchtig	Pfizer	Lutschtabletten	MBY, SG	3/Tag 2/Tag	Direkt nach OP gut verträglich. Umstellen nach 3 Monaten. Langfristig zu niedrig dosiert.	Apotheke
Greenergy 365	NicaPur	Kapseln	SG, (MBY)	2–3/Tag	Vegan, gut lösliche Kapseln. Zusätzlich oft Eisen, Vitamin A, B Vitamine, Zink notwendig	Apotheke

Kalziumpräparate

Die Kalziumeinnahme ist sowohl für Magenbypass-Patient:innen als auch Schlauchmagenpatient:innen wichtig, jedoch sollte langfristig die Dosierung an die Kalziumaufnahme durch die Ernährung angepasst werden. Bei gutem Vitamin-D3-Spiegel ist auch der Kalziumbedarf geringer. Eine hohe Kalziumausscheidung über den Harn muss vermieden werden. Nach einer Adipositas-Operation wird Kalziumzitrat besser aufgenommen als Kalziumcarbonat. Filmtabletten sind ungünstig, da sich diese schlechter auflösen. Kalziumpräparate enthalten meistens auch Vitamin D3. Vitamin D3 muss jedoch fast immer noch zusätzlich eingenommen werden.

Produktname	Firma	Form	OP-Methode	Dosierung lt. Firma	Anmerkung	Erhältlich bei
Calzium forte (inkl. Vitamin D3)	Fitforme	Kautabletten	MBY, SG	1–3/Tag	Kalziumzitrat	www.fitforme.at
Calzium plus (inkl. Vitamin D3)	Fitforme	Filmtabletten	SG	1–4/Tag	Kalziumzitrat, Tablette unsicher bei MBY	www.fitforme.at
Calzium Soft Chews (inkl. Vitamin D3)	Fitforme	Soft Chews	MBY, SG	1–3/Tag	Kalziumzitrat	www.fitforme.at
Calziumcitrat (inkl. Vitamin D3)	Bariatric Advantage	Kaudragees	MBY, SG	1–3/Tag	Kalziumzitrat (Mango enthält auch Vitamin K2)	www.bariatricadvantage.eu
Calzium Soft-Chews (inkl. Vitamin D3)	Bariatric Advantage	Soft Chews	MBY, SG	1–3/Tag	Kalziumzitrat	www.bariatricadvantage.eu
Calzium plus 500 (inkl. Vitamin D3)	Celebrate	Kaudragees	MBY, SG	1–3/Tag	Kalziumzitrat	www.wlsproducts.de
Calzium plus (inkl. Vitamin D3)	Celebrate	Filmtabletten	SG	1–4/Tag	Kalziumzitrat (enthält auch Magnesium) Tablette unsicher bei MBY/Omega Loop	www.wlsproducts.de
Calziumcitrat Soft-Chews (inkl. Vitamin D3)	Celebrate	Soft Chews	MBY, SG	1–3/Tag	Kalziumzitrat	www.wlsproducts.de
Maxi-Kalz Vit. D3	Mylan	Kaudragees	MBY, SG	2–3/Tag	Kalziumcarbonat	Apotheke
Cal-D-Vita	Bayer	Kaudragees	MBY, SG	2–3/Tag	Kalziumcarbonat	Apotheke
Calziduran (inkl. Vitamin D3)	Hermes	Filmtabletten	SG, (MBY)	1–3/Tag	Kalziumcarbonat, Tablette unsicher bei MBY/Omega Loop	Apotheke
Ca-D3-Stada Uno	Stada	Filmtabletten	SG (MBY)	1–3/Tag	Kalziumzitrat & Kalziumcarbonat, Tablette unsicher bei MBY/Omega Loop	Apotheke
Kalziumzitrat Pulver-Reinsubstanz		Pulver	MBY, SG	1 TL/Tag	Kalziumzitrat, zum Einrühren in Joghurt	Apotheke
Nutura Ca/Mg	Nutura	Spray	MBY, SG	2 x 4 Hübe pro Tag	Calziumascorbat und Magnesiumgluconat (Gehalt 8,3 µg)	www.sprayvitamine.at

Vitamin-D3-Präparate

Die Dosierung von Vitamin D muss immer durch Arzt/Ärztin oder Ihre Ernährungsfachkraft mit Hilfe von regelmäßiger Überprüfung des Blutbildes erfolgen.

Produktname	Firma	Form	OP-Methode	Vitamin-D-Gehalt	Anmerkung	Erhältlich bei
Vitamin D	Fitforme	Tablette	SG, (MBY)	10 µg (500 IE)	Vegan, niedrig dosiert	www.fitforme.at
Vitamin D 2000IU	Bariatric Advantage	Kautablette	MBY, SG	50 µg (2000 IE)		www.bariatricadvantage.eu
WLS 5000IU	WLS Products	Kapsel	MBY, SG	125 µg (5000 IE)	Vegetarisch	www.wlsproducts.de
Oleovit D3 Tropfen	Fresenius Kabi	Tropfen	MBY, SG	1 Tropfen = 400 IE		Apotheke
Oleovital	Fresenius Kabi	Spray	MBY, SG	1 Hub = 25 µg (1000 IE)		Apotheke
Nutura D3	Nutura	Spray	MBY, SG	2x4 Hübe = 50 µg (2000 IE)		www.sprayvitamine.at
BetterYou D lux 1000	BetterYou	Spray	MBY, SG	1 Hub = 25 µg (1000 IE)		online
D3 Solarvit D3 immun forte	Stada	Tablette	SG, (MBY)	100 µg (4000 IE)		Apotheke, online
Sana Pro Vitamin D3	Bodymed	Kapsel	SG, (MBY)	50 µg (2000 IE)		online
Dekristol 20.000IE	MIBE GmbH	Weichkapsel	MBY, SG	20.000 IE	Hochdosis: dauerhaft oft nur 1 Kapsel pro Woche. Laufende Kontrolle notwendig!	auf ärztliche Anordnung (Rezept)
Rokivit D3	Rokitan	Kapsel	MBY, SG	28.000 IE	Hochdosis: dauerhaft oft nur 1 Kapsel pro Woche. Laufende Kontrolle notwendig!	Apotheke, online

Vitamin-B12-Präparate

Wenn der Vitamin-B12-Spiegel trotz gutem Multivitaminpräparat unter 300 pg/ml absinkt, sollte man zusätzlich Vitamin B12 zuführen. Eine sichere Methode stellen Injektionen dar, die monatlich bis alle drei Monate verabreicht werden. Auch Lutschtabletten, Sprays etc. eignen sich, um den Vitamin-B12-Spiegel zu halten (siehe unten). Wichtig ist aber, als Basis ein Multivitaminpräparat einzunehmen, das **alle** B-Vitamine enthält!

Produktname	Firma	Form	OP-Methode	Vitamin-B12-Gehalt	Dosierung	Anmerkung	Erhältlich bei
Erycytol Depot Ampullen 1 mg	Lanacher	Injektion – Hydroxocobalamin	alle	1000 µg	Alle 1 bis 3 Monate	Anwendung nur durch Arzt/Ärztin	Apotheke
Vitamin B12 Depot Hevert	Hevert	Injektion – Hydroxocobalamin	alle	1000 µg	Alle 1 bis 3 Monate	Anwendung nur durch Arzt/Ärztin	Apotheke
B12 Depot Rotexmedica	Rotexmedica	Injektion – Hydroxocobalamin	alle	1000 µg	Alle 1 bis 3 Monate	Anwendung nur durch Arzt/Ärztin	Apotheke
Vitamin B12 Depot Injektopas	Pascoe	Injektion – Hydroxocobalamin	alle	1500 µg	Alle 1 bis 3 Monate	Anwendung nur durch Arzt/Ärztin	Apotheke
Vitamin B12	Fitforme	Lutschtablette – Methylcobalamin	alle	1000 µg	1 × 1		www.fitforme.at
Vitamin B12 + Intrinsic Factor	Bariatric Advantage	Kautablette – Methylcobalamin	alle	1000 µg	1/Tag	Enthält 20 mg Intrinsic Faktor	www.bariatric-advantage.eu
WLS Vitamin B12 pure	WLS	Kautablette – Methyl cobalamin	alle	5000 µg	1/Tag	Vegan	www.wlsproducts.de
Nutura B12	Nutura	Spray – Methylcobalamin	alle	500 µg/8 Hübe	2 × 4 Hübe/Tag	Vegan	www.sprayvitamine.at
Nutura Folacin	Nutura	Spray – Methylcobalamin	alle	6 µg/8 Hübe	2 × 4 Hübe/Tag	Vegan; enthält auch 400 µg Folsäure und 4 mg Vitamin B6	www.sprayvitamine.at
Pure Advantage B12	Pure Advantage	Spray – Methylcobalamin	alle	500 µg/Hub	2–7 Hübe pro Woche	Vegan	online
Sante Zahncreme mit B12	Sante	Zahnpasta	alle		Mind. 2 × Zähneputzen pro Tag	Vegan & bio; benötigt eine regelmäßige Anwendung und Kontrolle!	online

Eisenpräparate

Die Einnahme von Eisen zusätzlich zum Multivitaminpräparat muss immer von Ihrem Arzt/Ihrer Ärztin angeordnet und durch Laborkontrollen überprüft werden. Die Dosierung ist individuell. Die Aufnahme von Eisen benötigt Magensäure, die nach Adipositas-Operation oft nicht mehr vorhanden ist. Folgende Eisenpräparate sind besser für Patient:innen nach Adipositas-Operation geeignet. Wenn Sie es vertragen und kein Vitamin C im Präparat enthalten ist, nehmen Sie Eisenpräparate mit einem Schluck Orangensaft auf nüchternen Magen ein.

Produktname	Firma	Form	OP-Methode	Eisengehalt/Stück	Anmerkung	Erhältlich bei
Ferro forte	Fitforme	Tablette – Eisenfumarat	Alle	70 mg	Enthält auch Kupfer	www.fitforme.at
Ferro optimum	Fitforme	Tablette – Eisenfumarat	Alle	28 mg	Enthält auch Kupfer	www.fitforme.at
Eisen	Bariatric Advantage	Kautablette – Eisenfumarat	Alle	28 mg		www.bariatric advantage.eu
Iron + C	Celebrate	Kautablette – Eisenfumarat	Alle	18 mg, 30 mg, 60 mg	Enthält auch Vitamin C	www.wls products.de
Iron + C	Celebrate	Kapsel – Eisen, Ferronyl	Alle	45 mg, 60 mg	Enthält auch Vitamin C	www.wls products.de
Iron + C Soft Chews	Celebrate	Soft Chews	Alle	30 mg, 60 mg	Enthält auch Vitamin C	www.wls products.de
Vita Ferrum	Nutura	Spray	Alle	5 mg in 2 × 4 Sprühstößen		
Loesferron	Mibe	Brause – Eisen (II) gluconat	Alle	80,5 mg	Enthält auch Vitamin C	Apotheke
Ferretab comp.	G.L. Pharma	Tablette – Eisen Fumarat	Alle	50 mg	Enthält auch 500 µg Folsäure	Apotheke
Ferroverde 21	Nicapur	Kapseln – Vegyferin®	SG, MBY	21 mg	Vegan; enthält auch Vitamin C; für die dauerhafte Einnahme	Apotheke
Oleovital Eisen forte Sachets	Fresenius	Granulat	SG, MBY	30 mg sucrosomales Eisen	Sehr gut verträglich	Apotheke, online

SG= Schlauchmagen
MBY = Magenbypass, Omega Loop, Mini-Magenbypass
Stand: Juli 2021. Fehler vorbehalten.
Wir haben keine finanzielle Unterstützung für die Nennung der Produkte erhalten.

REZEPTÜBERSICHT

BREIIG-WEICHE KOST

Suppen

Pikante Speisen

Basisrezepte

Süße Speisen

Aufstriche

ÜBERGANGSKOST (LEICHTE VOLLKOST)

Pikante Speisen

Süße Speisen

Aufstriche

EIWEISS-SHAKES

LANGZEITERNÄHRUNG

Frühstücksrezepte

Speisen mit Ei

Brot und Aufstriche

Salate

Hauptspeisen mit Fleisch

Hauptspeisen mit Fisch

Hauptspeisen vegetarisch

Salatdressings und Saucen

Süßes für die gute Laune

ERFRISCHENDE GETRÄNKE OHNE ZUCKER

ERSTE HILFE BEI MAGENBESCHWERDEN

LITERATUR

Aarts E.O. et al. (2011): *The Gastric Sleeve: Losing Weight as Fast as Micronutrients?* In Obes. Surg. 21(2): 207–11.

Allied Health Sciences Section Ad Hoc Nutrition Comitee: Aills L. (Chair) et al. (2008): *ASMBS Guidelines ASMBS Allied Health Nutritional Guidelines for the Surgical Weight Loss Patient*, Surgery for Obesity and Related Diseases 4 (2008) 73–108.

Bastos Maia Sabina et al. (2019): *Vitamin A and Pregnancy: A Narrative Review.* Nutrients, 11, 681; doi:10.3390/nu11030681.

Buse J.B. et al. (2009): *How Do We Define Cure of Diabetes?* In: Diabetes Care 2009 Nov; 32(11): 2133–2135.

Cummings S. et al: (2015): *Pocket Guide to Bariatric Surgery,* Second Edition, Academy for Nutrition and Dietetics.

Dörr-Heiss H. et al.(2014): *Case Management in der Adipositaschirurgie/ Manual für die perioperative Patientenbetreuung*, Springer-Verlag.

Felsenreich D. et al. (2018): *Update: 10 Years of Sleeve Gastrectomy – the First 103 Patients*, In: Obes Surg 28:3586-3594.

Fried M. et al. (2014): *Interdisciplinary European Guidelines on Metabolic and Bariatric Surgery*, In Obes Surg 24(1), 42–55.

Gehrer S. et al. (2010): *Fewer Nutrient Deficiencies after Laparoscopic Sleeve Gastrectomy (LSG) than After Laparoscopic Roux-Y-Gastric Bypass (LRYGB) – a Prospective Study*, In Obes Surg. 20(4): 447–53.

Hagedorn J.C. et al (2007): *Does Gastric Bypass alter Alcohol Metabolism?* Presented at the Annual Meeting of the American Society for Bariatric Surgeons, June 11–16, 2007, San Diego, California in consideration for the John D. Halverson award for resident/student presentation. Surgery for Obesity and Related Diseases. 3(5): 543–548, September 2007.

Harper J. et al. (2007): *What happens to Patients who do not follow-up after Bariatric Surgery?* In Am Surg. 73(2): 181–4.

Harreiter J. et al. (2018): *Management of Pregnant Women after Bariatric Surgery,* Hindawi Journal of Obesity. Volume 2018, ArticleID 4587064.

Hellbardt M. (2014): *Ernährung im Kontext der bariatrischen Chirurgie. Ein diättherapeutischer Leitfaden für die Betreuung und Beratung von adipösen Erwachsenen im Rahmen der interdisziplinären prä- und postoperativen Versorgung bei adipositas-chirurgischen Eingriffen*, 5. Auflage, Pabst Science Publishers.

Kaska L. et al. (2013): *Nutrition and Pregnancy after Bariatric Surgery,* Hindawi Publishing Corporation ISRN Obesity, Volume 2013, Article ID 492060.

Kushner R.F. et al. (2015): *Nutrition and Bariatric Surgery*, CRC Press.

Lötsch B. et.al. Arbeitskreis Ernährung und Adipositaschirurgie des Verbandes der Diaetologen Österreichs (2013): *Empfehlung zum Kostaufbau nach Bariatrischer Chirurgie*. Diaetologen Journal Dialog, 2013,1.

Mechanick J.I. et al. (2013): *Clinical Practice Guidelines for the Perioperative Nutritional, Metabolic and Nonsurgical Support of the Bariatric Surgery Patient.* Update: Cosponsored by American Association of Clinical Endocrinologists, The Obesity Society, and American Society for Metabolic & Bariatric Surgery, In Obesity (Silver Spring). 21(0 1): 1–27.

Miller A.D./Smith K.M. (2006): *Medication and nutrient administration considerations after bariatric surgery,* In Am J Health Syst Pharm. 63(19): 1852–7.

Moizé V.L. et al. (2010): *Nutritional Pyramid for Post-gastric Bypass Patients*, In Diabetologia. 53(11): 2276–9.

Parrot J. et al. (2016): *American Society for Metabolic and Bariatric Surgery Integrated Health Nutritional Guidelines for the Surgical Weight Loss Patient,* Update: Micronutrients, Surg Obes Relat Dis 2017 May;13(5):727–741.

Patti M.E./Goldfine A.B. (2010): *Hypoglycemia following gastric bypass surgery – diabetes remission in the extreme?* In Diabetologia 53: 2276–79.

Runkel N. et al. (2011): *Evidence-based German guidelines for surgery for obesity*, In Int J Colorectal Dis. 26(4): 397-404.

Schernthaner G. et al. (2010): *Cure of Type 2 Diabetes by Metabolic Surgery? A Critical Analysis of the Evidence in 2010*, In Diabetes Care. 34 (Suppl 2): S355–S360.

Schultes B. et al. (2010): *Bariatrische Chirurgie und Schwangerschaft*, In Schweiz Med Forum 10(17): 304–307.

Sieber P. et al. (2014): *Five-year results of laparoscopic sleeve gastrectomy*, In Surg Obes Relat Dis.; 10: 243–249.

Svensson P.A. et al. (2014): *Alcohol consumption and alcohol problems after bariatric surgery in the Swedish obese subjects study*, In Obesity (Silver Spring). 21(12): 2444–51.

http://www.bariatric-surgery-source.com/dumping-syndrome.html. [20.11.2016]

http://consensus.nih.gov/1991/1991gisurgeryobesity084html.htm [20.11.2016]